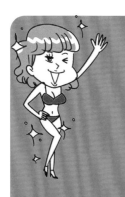

胸は落とさない！下腹ペタンコダイエット

胸部不下垂
小腹变扁平

［日］Micaco 著

关婷 译

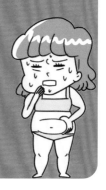

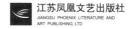
江苏凤凰文艺出版社
JIANGSU PHOENIX LITERATURE AND
ART PUBLISHING, LTD

"在黑暗中的亲热要持续到什么时候"的问题

我是山守麻衣，一位 40 岁左右的女性。

我的工作是写一些健康、医疗、美容等与"身体"相关的书。我时常采访大学教授和医生等专家，从事着一份令人羡慕的工作。

但是说实话，我也背负着很大的压力。因为如果连我自己的身体都不健康的话，那么我写的书不就没有说服力了吗?

特别令我在意的是"肥胖"，这是一个永恒的话题。我经常听专家老师们提起"肥胖是万病之源"这句话，听得我耳朵都起茧子了。

"那么，究竟要怎么做才能瘦下来呢?"

"只要控制饭量就好了，就这么简单!"

这样简单的一问一答，我和伟大的老师们已经重复了几十遍。

"只要能做到这一点，就不会痛苦了！"

我经常在内心深处这样告诫自己。

此外，我每次和苗条而且漂亮的女性美容家们见面的时候，"作为女性的自信"都会慢慢丧失。

每到那时我就会想，"那是因为站在舞台上的女性和我发挥的作用完全不同"……以此为借口，给自己的心里设置防线，我才能继续做自己的工作。

但是，肥胖之后的确有很多事情会变得不方便。其中最关键的一点就是"小腹"。为何如此说呢？

如果小腹凸出来的话，穿什么衣服都会显得不合身。

不论是可爱的裙子，还是名牌服装的连衣裙，我通通都无法驾驭。

此时的我能够选择的就是"不管自己的体形怎么样，先穿上夹克"，就好像大叔一样，我使用了最简单的技巧。

我打的如意算盘是，穿上夹克之后，人们的目光就不会放在我隆起的腹部上。如果穿着会暴露体形的开衫，我就会在意对方是不是可以隐隐约约看见我的腹部，以致无法专心工作。

我始终穿着夹克在工作，人们会跟我打招呼说"你总是穿得严丝合缝，真时髦呢"。尽管我内心得意，可是在大夏天也不能脱掉夹克，所以自己慢慢变得非常讨厌夏天。

虽然可以通过夹克来掩盖自己的腹部，但是终究有一天不能再继续下去了。

令我心神不定的原因有两个。

第一个原因是我 65 岁母亲的身体状况。

有一天，母亲突然打电话告诉我："我被查出来有糖尿病"。

"虽然说还不是真正的糖尿病，但是主治医生生气地对我说'运动起来'。我才发现原来不运动也是糖尿病形成的原因！你也不能总是对着电脑，要快点运动起来啊。"

母亲说的这番话，不知不觉地刺痛了我的心。

令我心神不定的第二个原因是老公的 *Facebook*。

有一天我偶然看见了老公工作用的 *Facebook*，内心变得有些焦虑。

老公是一名电视工作者。在"华丽世界"的幕后工作，主要从事的是为艺人分配角色、安排工作人员、编辑外景拍摄等一系列节目制作的相关工作。

当然，由于工作原因，他经常会和艺人们拍照留念。在 *Facebook* 上，为了使知名的美女艺人们看起来更加显眼，老公穿着西装的照片被公开。

"老公在职场上的漂亮同事特别多！"这件事情在结婚之前我已经知道了。

但是，这件事情并没有让我感到内心不安。

冷静思考后我发现，令我感到心神不安的直接原因，是这些从容微笑的美女艺人们全都拥有扁平的小腹。

照片中光彩照人的她们好像在说："请看我的小腹！"（尽管她们的胸部也十分有料！）

"但是，感受到自己和他人的'小腹差距'对我而言毫无意义……"我一边抚摸着自己像小猫一样可爱的小腹，一边如此安慰自己。

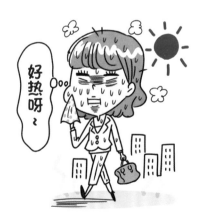

这个事情过后的几天，在阅读送到事务所的资料时，我了解到一位专家，据说她可以通过运动有效地让小腹瘦下来。

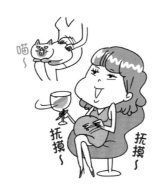

这位专家的名字叫 Micaco。她声称无论如何"都要在胸部不下垂的情况下让你的小腹变扁平"。我被她"产后成功减重 17kg"的经历深深地吸引了。听说她还可以以"无性婚姻"为主题进行创作……

其实，产后和老公亲热的次数明显下降，这件事也令我忧心忡忡。

最近，因为厌恶自己面目全非的小腹曲线，在亲热的时候，我一定要拉紧窗帘，使得房间内变得一片漆黑。

"你说一点光线都不能进来，这是惩罚游戏吗？这样一来不就成了洗照片的暗室啦。"这样幼稚的老公，一辈子都无法理解我对自己小腹的烦恼吧……

"我想见到 Micaco 老师！"

我终于冲动地给 Micaco 老师发送了请求采访的邮件。

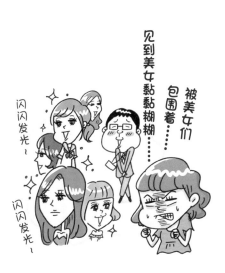

见到美女黏黏糊糊……

被美女们包围着……

闪闪发光～

闪闪发光～

目录

第2章 为什么小腹赘肉难以消除？

第3章 每天5分钟！让小腹变扁平的运动

第 4 章 特制饮料 & 腹部面膜

第 5 章 坚持减肥的"心"的秘诀

后记

序章

与 Micaco 老师的邂逅

所谓的美丽，其实是一种心境。相信『我拥有被爱的价值』。

——米兰达·可儿

一坐下来，小腹赘肉就会出现的真凶

"我想要创作《胸部不下垂，小腹变扁平》这本书，需要采访 Micaco 老师，能否让我面见老师？"

Micaco 老师答应了我的请求，在位于东京六本木的某个体形训练教室里招待了我。在那间教室，Micaco 老师帮助很多女性实现"小腹扁平"。

我最开始见到 Micaco 老师的时候，透过西装都可以感受到她从胸部到小腹的美丽线条，我惊叹不已，不知不觉看得出神。

而且，老师的笑容像太阳一样温暖，瞬间我就变成了她的粉丝。

麻衣：初次见面！就像照片一样，老师的身材真的好棒啊！小腹也很扁平！真厉害啊！

老师：谢谢！麻衣小姐也可以很快变成这个样子。而且你能把我的减肥方法写成书，我感到非常高兴。我要把让小腹变扁平的训练方法全部告诉你！

麻衣：哇，全部吗？

老师：对，全部！小腹变扁平以后，不仅可以变得漂亮和健康，还能让我们变得更受欢迎，最重要的是可以给我们带来自信。

所谓自信，是指通过"我也可以做到"这种成就感和充实感让我们掌握本领。

但是随着年龄的增长，能够体会到成就感和充实感的机会骤减。

这样一来，最终我们会变得难以拥有自信。

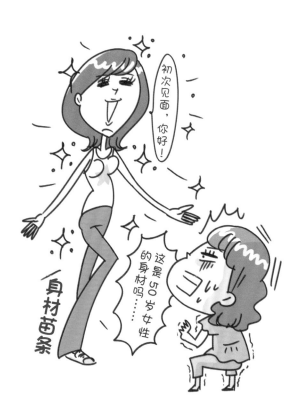

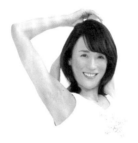

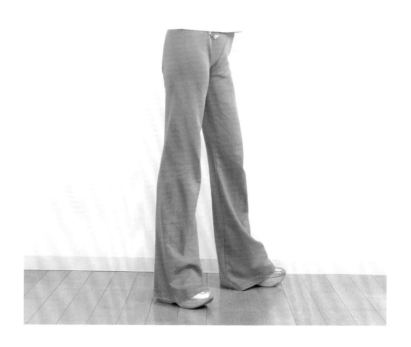

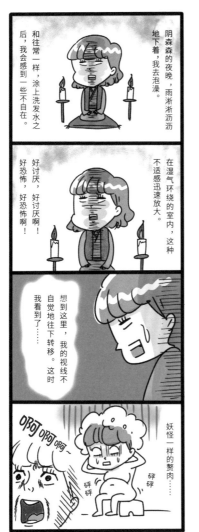

"虽然会比较困难，但是让我们一起来挑战吧！"

我希望所有年龄段的人，都可以拥有这样的心境。

让我们以"小腹扁平"为目标，只要达到这个目标，我们就会变得充满自信。

麻衣：自信嘛……确实是这样呢，我对自己就完全没有自信。

老师：麻衣小姐为什么会关注如何让小腹扁平呢？

麻衣：就别说我的事情啦，其实，我是为了这本书的读者才向您请教的。

老师：那么，麻衣小姐你现在是不是感觉小腹有赘肉？

麻衣：是的。站着的时候暂且不论，坐下来的时候我体会很深。特别是坐在课桌前，面向电脑的时候，感觉自己像是坐在椅子上小心翼翼地抱着一只小猫。

老师：你把小腹赘肉形容得好可爱啊。如果对它感到留恋的话就会变得难舍难分，那就不妙啦，这和对待男性一样。

麻衣：哎？是这样的吗……之前洗澡用洗发水的时候，会向前弯曲身体，眼睛会瞥到小腹："啊，我有小腹赘肉！"

老师："小腹赘肉"，听起来真像一个可爱的妖怪的名字呢。

麻衣：您说得对，而且下台阶时总感觉小腹赘肉好像在摇晃似的，可是胸部却完全没有这样……

老师：哈哈，下台阶本身也有一定的锻炼作用，**但如果过度关注小腹赘肉，不仅抬脚会变得困难，而且锻炼效果也会下降。甚至一直将目光放在小腹赘肉上，会容易变成驼背。**

麻衣：啊，老师说得很对！那小腹赘肉到底是什么东西呢？

老师：简单说就是脂肪，人们通常会想"我已经这样啦"，也就是大家**"放弃情绪的结晶"**。其实大家如果努力的话，是可以拥有美丽和健康的……

但是人天生具有惰性，很容易轻易放弃。

我认为这样的"放弃情绪的结晶"，就是小腹赘肉形成的原因。

麻衣："放弃情绪的结晶"？这种说法好好听。

老师：不，这是一种不好的东西，换一种说法就是"排泄物"的堆积。

麻衣：哇，听起来好恶心！真恨不得马上除掉小腹赘肉。

老师：先不说这个，麻衣小姐来找我，是因为你也为小腹赘肉而烦恼吗？究竟是什么样的事情困扰着你呢？

麻衣：是的，老师。实际上我在工作中无法放弃穿夹克，这一点令我很困扰，夹克渐渐变成我小腹赘肉的"窝"。

老师：嗯？麻衣小姐在大夏天也会穿着夹克度过吗？不管怎么说，

我推荐在夏天上半身穿无袖的衣服。就我而言，摄影和录音时，一整年都穿着无袖上衣，这已经变成我的"制服"了。我很想把我的小腹展现在大家面前，我这样做是有理由的，不仅仅针对小腹赘肉——

人身体的各个部位，越隐藏赘肉就会越多，越是展现出来，身体就会越瘦。

出门的时候下半身要穿迷你短裙。

做运动的时候上半身要穿吊带背心。

如果能够坚持这个原则，自然而然就能很平衡地将全身暴露出来。

麻衣：不不，老师，像我这样的人，绝对做不到您说的那样！

老师：你不要有那样的想法，你所想的事情会成为现实哦。不要使用"像我这样的人"这种消极的说法，**而要换一种说法"正因为是我，所以能够做到"。**

麻衣：嗯？我真的能做到吗？啊，我之前的想法是不对的。还是老师厉害，不仅长得漂亮，而且身材也好，真是充满自信和正能量的人啊。

老师肯定一直很受欢迎，已经习惯各种夸奖，所以才充满自信吧。

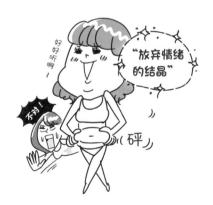

老师： 在麻衣小姐看来，我是那样的人吗？

麻衣： 是的！

老师： 谢谢你，说实话我很开心。我被别人表扬的时候能够充分接受对方的善意。有时候也会想那可能只是客套话，但是即使如此我也会心怀感激。其实我自己也有很长一段时期非常没有自信。

麻衣： 老师您又谦虚啦……难道您不是响当当的美容精英吗？

将小腹赘肉隐藏起来的生活，差不多迎来了极限……

老师：麻衣小姐，如果方便的话可以告诉我你的理由吗？你为什么想要减掉小腹赘肉，而想让小腹变扁平呢？

麻衣：这个嘛，我觉得小腹赘肉应该对健康有所损害吧。

老师：是啊。由小腹赘肉引发的症状确实有很多。因此，我们不应该将小腹赘肉藏在夹克下面小心保护起来，而要让它暴露在外面。因为有小腹赘肉，人们会无意识地想要把它隐藏起来，紧接着就会变得驼背，然后会引发肩部发僵。

麻衣：老师说的这种情况就是我啊。

老师：麻衣小姐看起来像是"因工作过度导致小腹有赘肉的女子"。**你长时间面对电脑，由于思考过多而不锻炼身体**……你平时会做运动吗？

麻衣：我会在健身房的跑步机上快走或者跑步，也参加了瑜伽单次课程……话虽如此，其实也是一年只去几次啦。很抱歉，我的时间太少了。除了工作以外，我还要去幼儿园接送孩子。因此连走路都会觉得很麻烦，一直乘坐出租车。

老师：你还有孩子呢！一边照顾孩子一边工作，真的是太辛苦了。这样会导致运动量变少。即使如此，如果你真的想要减掉小腹赘肉的话，首先，从改变你的一些想法开始吧。**请先抛弃掉"不去健身房和不做瑜伽就不行"的想法。运动是在家里就可以完成的。**而且，正因为在家里就可以完成，所以可以坚持做下去。另外，**请再抛弃掉"因为没有时间所以没办法做运动"的想法。**

不论多忙，**只要是能够产生切实效果的运动都会很有趣，这样我们就可以坚持下去。**

想问你一个比较冒昧的问题，先跟你道个歉。麻衣小姐是不是不怎么喜欢活动自己的身体呢？迄今为止，你的性生活有没有正常进行呢？

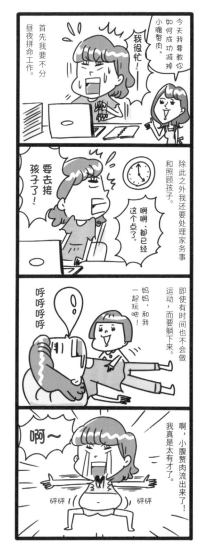

麻衣：还可以吧，我毕竟已经有了两个孩子……

老师：那么，现在的性生活怎么样呢？重要的是"现在"。像麻衣小姐这样的**已婚女性，容易产生"被孩子剥夺了时间"的想法，这是最危险的地方。**

麻衣：我其实也没有很想过性生活……而且工作确实比较忙。

倒不如说没有性生活让我感到更加轻松，更加感激吧。如果有1小时的时间，我觉得去按摩房里享受按摩更幸福。本来，我对性生活不太有兴趣，它并不会让我感到很舒服。

我的想法是"好像过性生活对健康有利，那我还是做吧"！

然后，脱掉衣服后，小腹赘肉就会进入视线……这一点就让人讨厌死了。

老师：那么，接下来你也要继续无视你的小腹赘肉吗？

我认为一味地在意自己的小腹赘肉的女性，应该会无法拥有幸福的性生活。

我这样说可能会不礼貌，难道麻衣小姐的丈夫不是很可怜吗？

麻衣： 这个……

等意识到的时候，我已经开始哭起来了。

我的眼眶里充满了泪水。

当小腹日渐凸起的时候，

由于年龄的增长，

由于太过忙碌，

我已经无暇顾及自己的身体。

甚至，就连生孩子这件事，

也让我感到十分愤恨。

可是本来这些应该是非常好的事情。

在我的内心深处，一直重复着下面这些借口：

"因为年龄的增长，所以小腹才会凸出来啦！"

"因为工作太忙导致发胖，所以小腹才会凸出来啦！"

"因为生孩子，所以小腹才会凸出来啦！"

在遇到 Micaco 老师之前，我一直没意识到这些问题，总感觉自己一路走来日子过得很遗憾。

不知不觉，Micaco 老师温柔地拍打着我的背，我的眼泪扑簌簌地掉下来。

老师： 麻衣小姐一直以来都很忙啊，甚至都**无暇顾及自己的身体**了。这是因为你把**"好好照顾自己的身体"**的优先顺序排低了。用"还有其他重要的事情"作为借口，这也不是坏事。

但是，当你心里不忙的时候，要能够发现自我。也就是说，涌现出将注意力转移到自己身体上的想法。这是非常好的事情。

只要你努力，不论何时小腹赘肉都会消失，所以没关系啦。

麻衣：老师，这是真的吗？究竟要怎样做，小腹赘肉才会离开我呢？

老师：首先要用四周的时间，坚持按照我的运动方案来做：

不花 1 分钱、
没有必要特意换衣服、
不耽误工作和游玩的计划、
饮食习惯也没有必要特意改变。

也许还可以和你的孩子一起愉快地比赛。

最终你和伴侣的关系也会变得顺利。对此我可以保证。

麻衣：嗯嗯……老师，谢谢你，我会努力的！

老师：那么，下次你过来的时候，我会从基础的地方开始讲解。当然，你也要有所转变，把过去的经验和想法先放在一边，要带着全新的心情和身体过来哦。

第 1 章

「只有胸部会变下垂」的问题

不论什么样的人，都可以变得美丽，并且拥有才华。最重要的是，你要相信自己很漂亮，自己很有才能。

——宇野千代

深受欢迎的慢跑运动中竟隐藏着恐怖的"运动平胸"

第一次采访过去一周以后。

抱着"我要击退小腹赘肉，一定要让小腹变扁平"的决心，我到 Micaco 老师的教室拜访她。

"老师，今天请从'超级'基本的方面，为我们讲解。"

"好的，那么接下来我就从最基本的开始讲起。要想减掉小腹赘肉，在让小腹瘦下来之前，重要的是我们需要提前了解到：我们应该从了解身体变瘦的机制开始。如果不这样做的话，有可能会损害作为女性的其他魅力哦。"

老师的话饱含深意，我们的采访就这样开始了。

老师：到我这里来的大多数女性都会口径一致地这样说，"我想要小腹凹陷下去""无论如何想要减掉小腹"。

对此，我首先会询问她们过去减肥的历史。比如说"为了减肥，你有没有坚持什么减肥方法"，然后，各种各样的减肥方法的名字就会冒出来。其中最多的就是"有氧运动"，比如慢跑、马拉松、游泳……

总之，这些运动有一个共同特点——它们都是需要花费大量时间来完成的。

的确，有氧运动可以帮助我们提高心肺能力，也可以帮助我们燃脂。但遗憾的是，**体脂首先是从胸部开始燃烧的，这样会让我们的胸部逐渐下垂。**

麻衣：啊！这就是所谓的"由于减肥导致胸部变小了吗"？

老师：是的，很遗憾，胸部会眼睁睁地变小。因为减肥的时候，脂肪的掉落有一个顺序。

通过有氧运动进行减肥的时候，比起小腹，胸部的脂肪掉落排在更前面。

就这样，大家真正想减掉的是小腹，但是怎么样都瘦不下来。**越是努力地跑步，胸部就会变得越小。**这样的"悲剧"不胜枚举啊。

麻衣：啊！这样一来，大家就会怀疑自己，究竟是为什么要跑步啊！其他地方瘦下来都无所谓，我可绝对不想让胸部变成飞机场啊。到底应该怎么办啊，老师！

老师：冷静一点啦，因为这就是事实啊。

最近，女性慢跑者和跑步爱好者越来越多，"美丽的慢跑者"这样的说法也变得随处可见。但是，我常常默默地担心，难道她们不会因为奔跑过度导致胸部脂肪减少吗？

当然，跑步本身对于身体是很好的事情。不仅可以预防很多疾病，还有很好的美容效果。但是，"胸部的脂肪会减掉"这一点几乎是所有有氧运动最大的缺点。这一点请你一定要记住。

反正都是要减肥，不如在保留女性圆润体形的前提下进行减肥。换句话来说，应该在更接近女性该有体形的前提下进行减肥。

总感觉这听起来有点贪得无厌，麻衣小姐觉得呢？

"只有胸部下垂，小腹陷不下去"的问题

老师：在做有氧运动时，比起小腹，胸部会更容易下垂。其他的减肥方法，也可以提前考虑一下。

在过去的 10 年间，面对 10 万多位想要变瘦的女性，从我自己的实际感受而言，**减肥过程中身体部位变瘦是存在一定顺序的。**

在"开始变瘦"的初期，会从积攒在体内的水分、毒素和吃到的食物开始减起。这个时期，我们的体重会开始慢慢减下来。

这个阶段结束后，真正的减肥期才会到来。正好身体有 10 个部位，能够看出来瘦下去。我把它们称之为"身体最容易瘦下来的前 10 位"，并且经常跟我们的学生们讲。

麻衣：您的意思是，"减肥的时候，身体会首先从排在第 1 位的部位开始减起"吗？

老师：是这样的。你认为第 1 位是哪个部位呢？其实是身体上的两个部位：手腕和脚腕。如果你感觉到平时戴的手表变松了，那就是你开始变瘦的标志。这样很容易理解吧。**从第 2 位开始分别是手臂、小腿、肩膀、上臂、大腿，接下来几乎同时是胸部和脸部，然后终于轮到腹部，最后是臀部。**

麻衣：啊，那这么说来，腹部变瘦几乎快排到最后了！

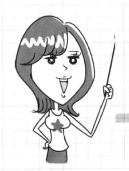

变瘦有顺序！

在"开始变瘦"的最初，是从积攒在体内的水分、毒素，还有吃下去的食物开始减少的。

所以，不要抱什么期待。

如果你感觉到平时戴的手表变松了，

这才是你开始真正变瘦的标志。

为什么这么说呢？

因为身体最先变苗条的，

就是手腕和脚腕！

尝试了各种各样的减肥方法，

好不容易变瘦了一点，

但是小腹却怎么都瘦不下来！

到了最后的最后，小腹终于开始变瘦……

也就是说排在倒数第二位！

很多人都抱有这样的烦恼，如果他们了解了身体变瘦的顺序的话，就可以明白其中的道理了。

身体变瘦的顺序 前10位

第1位 手腕、脚腕

第2位 手臂

第3位 小腿

第4位 肩膀

第5位 上臂

第6位 大腿

第7、8位 胸部、脸部

第9位 腹部

第10位 臀部

变瘦有顺序！

老师：是的，腹部在开始变瘦的顺序中排在倒数第二位，在身体变瘦的顺序中可以获得"安慰奖"，也就是几乎排在末位。这就是为什么在最后的最后，小腹才终于开始凹陷……

麻衣：老师，我很惊讶。没想到自己选错了减肥方法，原来小腹要经过很长的时间才会凹陷！但是，很多人抱着这样的烦恼：挑战了各种各样的减肥方法，体重虽然下降了，但是为何只有腹部不变瘦！如果他们知道了这个变瘦顺序的话，就能够明白了吧。

老师：其实，这个变瘦的顺序真的是很不讲道理啊。因此，在减肥的时候，选择错误的方法是不行的。

其实我在了解到现在的让小腹变扁平的减肥方法之前，也走了很多痛苦的弯路。比如老一套不合理的"饮食系减肥法"和一味锻炼身体的"运动系减肥法"。但是不论哪一种方法，都不会让我们的小腹变扁平。仅仅通过禁欲式的忍耐是行不通的，必须具备正确的知识。

换言之，只有完全了解减肥理论之后，每天通过短时间的集中锻炼，才可以让胸部不下垂，小腹变扁平。

麻衣：哎，这是真的吗！真的有办法可以精确攻击小腹赘肉吗！顺便问一下这个理论会很难吗？我也可以理解吗？

老师：当然了！那么，在掌握攻击小腹赘肉之前，我们先一起学习一下怎样保卫自己的胸部吧。

我非常理解麻衣小姐对于小腹赘肉无比苦恼的心情，你对于自己的胸部一定也很在意吧？胸部容易下垂是有理由的，如果你能够掌握胸部构造的话，一定会更加容易理解。

因为，错误的减肥方法总是"故意"让我们变成"平胸"……

这种说法可能有点古老，但就是类似于让胸部弹尽粮绝。

简单点来说，就是**"欺凌胸部"**！

麻衣： 是这样啊！反对欺凌！坚决反对！

为什么选错减肥方法后，只有胸部会下垂？

麻衣：我对于胸部充满了自卑感。而且，如果胸部外观变小了，我会很难过地哭出来，老师……

老师：麻衣小姐，不用怕！如果你知道了胸部的构造原理，就可以避开"只有胸部会下垂"的问题了。首先，我先说一下饮食系减肥法导致胸部下垂的 4 个理由。

首先，营养不足会导致胸部的细胞无法增加。

胸部的营养是通过血液来输送的。但是如果过度节食，血液无法输送足够的营养。造成的结果就是胸部的细胞无法生长，无法维持已有的细胞，胸部就会变得皱皱巴巴，变得干瘪。

其次，营养不足会导致乳房悬韧带变弱。

由于营养不足导致支撑胸部重量的乳房悬韧带力量变弱，这也是导致胸部下垂很重要的一个原因。乳房悬韧带虽然外观看不见，但是就像安全带和腰带一样，发挥着支撑乳房的作用。乳房悬韧带变弱之后，胸部就会慢慢变得松弛。这样也会导致胸部下垂。

第三，由于雌激素下降，乳腺开始衰退。

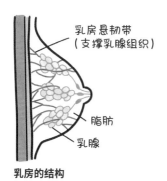

乳房悬韧带
（支撑乳腺组织）

脂肪

乳腺

乳房的结构

如果过度节食的话，雌激素分泌也会下降。对胸部来说非常重要，不仅会影响乳腺，而且对于保持胸部完美的形状也发挥着作用。所以当雌激素下降的时候，乳腺会干瘪，胸部也会变得干瘪。

麻衣：啊，老师的这番话让我想起一件事。这是在我高中时代，发生在拥有大胸的一位同学身上的事情。这位同学是一名非常受欢迎的性感的女高中生，经常把"我是大胸，所以很……"当作口头禅，这让许多平胸女生的内心感到愤愤不平。有一次，这位同学突然认真地宣布："为了变得更加性感，我要减肥！"于是她开始进行严格的节食计划，眼睁睁地看着胸部变扁平，感到非常困惑。

不过呢，听到这个消息后，我们这些平胸的女生们还是感到有点大快人心……

老师：这位同学的例子真让人感到惋惜啊。这就是通过节食减肥导致胸部变扁平的典型案例。正因之前胸部很大，所以更能够一眼就看出来"胸部缩水"。不仅仅是节食减肥，运动减肥也蕴藏着很大的危险呢。

这就是我要说的**第四个理由，原本胸部的脂肪就很容易燃烧**。

盲目选择有氧运动，胸部脂肪可能会率先被燃烧。

如果通过运动方法减肥的话，胸部的脂肪会率先燃烧。刚刚我们看到的进行有氧运动之后只有胸部下垂，说的正是这一种类型。

麻衣：原来如此，仅仅通过一种减肥方法的选择，就会让胸部变扁

平。好不容易费尽心血，最终
全部泡汤，天哪……

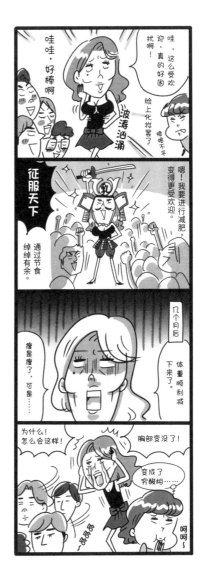

41

胸部依旧挺立，小腹凹陷下去，这种凹凸有致的身材是最好的！

老师：麻衣小姐，对于我心目中的理想体形你应该理解了吧。你当初是一心想要击退小腹赘肉才来找我的吧。当然我自己是不允许小腹赘肉存在的，但是**重要的是要保持现在的胸部**。进一步来说，就是在**减肥的同时要让我们的胸部变得更大**，我希望你能够抱有这样的理想。对了，麻衣小姐现在的胸围是多少呢？

麻衣：我的下胸围是 75cm，A 罩杯。

老师：通过我的运动，确实可以让你的罩杯数增加一二哦。

麻衣：啊！难道成年之后内衣的罩杯数还能增加吗？从现在开始胸部还能变大？这简直超乎我的想象。

老师：不对不对，你应该说"胸部当然会从现在开始变大"。麻衣小姐的胸部现在可以说和小腹一体化，处于被埋没的状态。我们现在就好像用雕刻刀进行挖掘，把潜在的胸部雕刻出来。**让小腹凹陷下去就相当于是让下胸围变小。如果上胸围依然保持原样，而下胸围变小的话，胸部明显就会变大，罩杯数自然而然就会变大。**因为——

内衣的罩杯数，不是一个绝对值。

麻衣： 哇，这句话听起来好像名言！

老师： 内衣的罩杯数，其实是由上胸围和下胸围之差决定的相对基准。测量乳房最丰满处一周（最高的位置）和乳房基底处的胸围（最低的位置），两个值的差就是罩杯的大小。差值在 10cm 左右选择 A 罩杯，12.5cm 左右选择 B 罩杯，15cm 左右选择 C 罩杯，17.5cm 左右选择 D 罩杯……我的学生中，罩杯数增加的人有很多呢。

麻衣： 这简直太棒了！击退小腹赘肉之后，罩杯数还能升级，听起来就像做梦一样。老师，请早日教我们做运动吧！

第 2 章

为什么小腹赘肉难以消除？

虽然我们无法改变过去，但是未来可以在我们手中。

——安吉丽娜·朱莉

内脏下垂，小腹突出，35 岁是小腹的转折点

Micaco 老师向我展示了一张家庭照片，再三催促我快点学习运动，照片中一位女性温柔地看着一个婴儿。

麻衣：这张照片是 Micaco 老师和您的宝宝吗？两个人看起来都好可爱！

老师：这是我 35 岁的时候。35 岁对女性来说是一个具有转折意义的年龄。两千多年前的中国医学著作《黄帝内经》中写道：女性的生命周期数是 7，每 7 年体现一次大变化。比如 28 岁身体发育到顶点；35 岁脸色开始变差，身体开始出现衰退；42 岁面容开始憔悴，开始长出白头发；49 岁身体开始衰退，月经停止……虽然说其中的一些说法不一定完全适合于当代的女性，但是这里所说的 35 岁身体开始出现衰退，非常符合我自身的经验。比如，内脏下垂。35 岁左右开始，几乎所有女性都出现这个现象。

麻衣：啊……即使出现内脏下垂，也不会产生疼痛和苦恼吧？

老师：麻衣小姐，内脏下垂，正是造成小腹赘肉的根本原因啊！

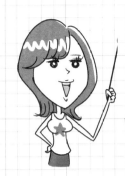

你的小腹下垂，
一定和
内脏下垂有关

Q：所谓"内脏下垂"是什么呢？

A：内脏从原有的位置下垂。

比如，我们经常听到胃下垂，肠和肾脏等也会下垂。下垂的内脏组织，就这样掉落到了骨盆中……骨盆扩大，腰部变粗，小腹赘肉自然而然就会产生。

Q：内脏下垂是什么原因引起的？

A：一个很大的原因是年龄增加。

内脏下垂的原因分为以下 3 点：

原因① 运动不足
原因② 姿势不良
原因③ 骨盆扭曲（关于骨盆请参考本书第 62 页）

上述 3 点原因，通过本书就可以完全消除。即使过了 35 岁的转折期，仅仅通过一个习惯，就可能击退内脏下垂。

下垂后的内脏

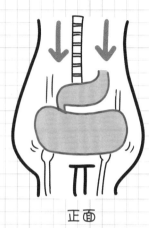

正面

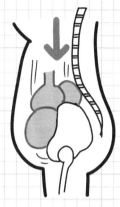

侧面

正确位置的内脏

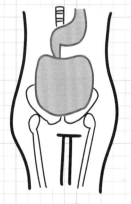

正面

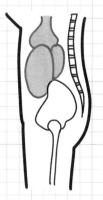

侧面

内脏下垂

由于妊娠、分娩导致的皮肤松弛无法挽回

老师：对于女性来说，35 岁是小腹的转折点。这个时期，内脏开始下垂，小腹突出。另外，对于女性来说还有一个转折点我们不能忘记，那就是妊娠和分娩。当然，也会有人选择不走这条路。在这里，我结合自身的经验，跟大家讲讲选择走这条路的情况。妊娠、分娩带给腹部的变化是非常大的。总共有三大变化，第一个变化是——

妊娠、分娩会导致小腹的皮肤延展过度。

令人恐怖的是，**由于妊娠、分娩而导致伸展的皮肤无法缩回到当初的样子**。也就是说，分娩结束后，女性原来伸展的皮肤就会维持不变，变得松弛而持续摇晃。

我们在电视减肥节目中，经常会看到减肥前和减肥后的对比。有一些极其肥胖的人在短时间内体重下降之后，虽然小腹会凹陷下去，但是小腹的皮肤却会变得松弛。你看过这样的场景吗？为什么皮肤不能变得很漂亮呢？非常遗憾的是，产后妈妈们的小腹也同样是这种状况。

也就是说，产后的女性即使通过减肥变瘦，小腹的皮肤想要变得像年轻时一样紧致，通过锻炼也很难达到。**小腹的皮肤就像是短裤的橡皮筋一样，只是一旦被伸长，想要恢复到原来的样子几乎是不可能的。**

小腹本身不那么突出的话应该会很帅，可是产后导致的皮肤松弛确实令人烦恼。我见过几百位因此而烦恼的女性。

麻衣：啊，我可能也是这样的！

老师：麻衣小姐也生过两个孩子了吧。妊娠、分娩导致的第二个变化是——

骨盆扭曲、变宽。

产后，特别是不运动的情况下，小腹赘肉就会出现。理由很简单，支撑骨盆的腰大肌、髂肌等位于身体内部的肌肉力量变弱。

接着，为了让胎儿曾经存在的空间被填满，位于子宫以上的小肠和胃等脏器变得下垂。接下来是第三个变化——

经产妇所谓"容易变胖"的开关被打开。

经产妇（经历过生产的女性）的体质，相比一般女性而言，脂肪更容易堆积，特别是子宫外围的小腹周围。即使在已经经历过分娩这件大事之后，体内还会一直残留着一种"为了保护胎儿，不得不堆积脂肪"的记忆。因此，可以说，**经历过一次生产的人，之后会更容易变胖。**

麻衣：老师也和我一样，生过两个小孩吧。即使如此，老师的小腹也很扁平呢。为什么和我的状况不一样呢？究竟怎么做才会变成老师那样呢？

老师：我在第一次分娩的时候，体重增加了 17kg 之多。产后手忙脚乱地恢复了原样。

再次分娩的时候，最终又增加了 17kg。体重好不容易才恢复。

但是分娩后，对以小腹为中心的体形的破坏却无法恢复。这一点真是让人懊恼啊。因此，为了让小腹变扁平，我使用了各种手段，不断进行试验。在我的第二个孩子进入幼儿园之前，我下决心一定要做点什么。

为了让自己被破坏的体形恢复原样，我开始进行健康和美容的学习。

麻衣： 30 岁就开始学习吗？老师真厉害！

老师： 我当时只是充满了热情。但是很久不见效果，当时真的是非常艰苦啊。那个阶段的我还没有开发出现在的运动。总而言之，先通过流行的减肥方法开始努力，就好像是肉搏战一样。当时每天会尝试慢跑等有氧运动、肌肉训练减肥法等，碰到什么就做什么。

不可思议的是，体重虽然下降了，但是身体的线条也一起松弛下垂下来了。当时我 38 岁，不是还没到身体线条变松弛的时候吗？通过各种研究，我发现，**骨盆才是顺利瘦下来的关键**。然后我就开发了锻炼骨盆的运动，并进行实践，身体的线条没过多久就恢复得很漂亮。

从当时的经验中，我想要将有氧运动和肌肉锻炼相结合，做出一套任何人在短时间内都可以掌握的运动，向世人进行推广。换句话说，就是**有氧运动和肌肉锻炼的精华**。

这一点，稍后我再跟你讲啊。

麻衣： 哇，好想让老师快点教给我们啊。老师在开发出原创减肥法之前，亲身掌握了很多的知识和技能啊。

老师： 当然了！正因为如此，我才理解了身体线条变化的原因和结果啊。我亲身体验了所有的减肥方法，才能够了解到各种道理。当然，也花了很多钱哦。

事实上，小腹变瘦有 5 个阶段！

麻衣：结束了妊娠、分娩这些大事之后，人生还要继续……不论任何女性，当她们想要让小腹变扁平的时候，只要开始行动就可以了吗？

老师：当然！但是，还需要一个思想准备。

麻衣：哎，思想准备指什么？

老师：在腹部变瘦的期间，"小腹变瘦"可是排在最后哦。

麻衣：请稍等一下。这么说来，腹部变瘦本来就在身体的 10 个部位变瘦的顺序中排在倒数。已然如此，小腹变瘦的时期，竟然还排在腹部变瘦顺序中的最后吗……也就是说，小腹在所有的身体部位中，是减肥效果最后才会显现的部位？这真是太让人沮丧了。

虽然这么说有点偏离话题了，但这让我想到冲绳县的残波岬，它正验证了"夕阳最后下沉的地方"这一俗语，因此成为著名的胜地。这与小腹的道理相通，只有这个部位是人体众多部位中最后变瘦的地方……

老师：以时间来算，从减肥开始大约需要 4 周的时间。我们试着把腹部划分整理一下吧。

55

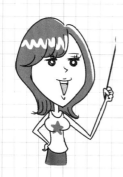

这就是腹部变瘦
5 阶段的法则！

腹部变瘦 5 阶段的法则内容如下：

①中间变瘦期

→中间变细

（最初会瘦 3 ~ 4cm，腰部变紧实就是这个时期！）

②背部变瘦期

→腰部后方的"背部的肉"逐渐减掉

（之后如果继续努力的话，某一天腹部的正面就会凹陷下去！）

> **终于，从现在才正式开始。**

③胸部下围变瘦期

→腹部正面、胸部的下围部分（1/3 的最上面部分）逐渐减掉

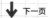 下一页

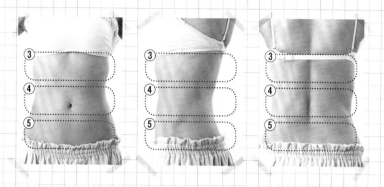

↓

④小腹上围变瘦期

→腹部正面、小腹的上围部分（1/3 的最中间）逐渐减掉

↓

⑤小腹变瘦期

→腹部正面的小腹（1/3 的最下面部分）逐渐减掉

在达到小腹变瘦期之前产生的各种各样的问题

一个是在到达之前遇到挫折，

或者是多余的肌肉长到了意料之外的地方，

也有可能是胸部下垂了。

最终，胸部下垂，小腹没有凹陷。

体形变得更加难看。

即使小腹凹陷，胸部也不慎下垂了。

最后变得瘦骨嶙峋。

达到小腹变瘦期之前产生的问题是什么？

麻衣： 为了实现小腹部分变扁平，需要做什么呢？

老师： 首先，要放弃完美主义，轻松思考问题。如果每天都要做优等生，必然持久不了。比如，在饮食上，想到自己好不容易才能每天坚持运动，就一定要戒掉之前暴饮暴食的生活。但是人是很难突然改变的。

因此，我提倡**逐渐结束暴饮暴食的生活**，比如一周尽个一两次兴也未尝不可。从第二天开始，要恢复到往常那样。认真的人在大多数情况下，一旦下定决心减肥，就会每天进行"禁欲式"的节食。越是这样的人，只要打破禁忌，进行过一次暴饮暴食之后，越会容易放弃减肥。这种想法，我们称之为"零和思考"或"黑白思考"。

另外，完美主义的人有很多是勤奋的人。因此，不论是什么样的减肥方法，都会认真坚持到底。比如有些人沉迷于慢跑，最终甚至没有注意到自己因慢跑导致骨瘦如柴、胸部下垂。因此，**请大家不要变得太过完美主义。**这样做的话，才能避免遭遇挫折，从而顺利迎来小腹变瘦期。

麻衣： 太好了！别说完美主义了，我简直就是慢腾腾的"吊儿郎当主义"的人！

老师： 麻衣小姐，接下来我们终于要进入正题了。听起来可能会有点专业，一定要跟上我的节奏啊。并且，跟着我的节奏，你会发现很多的减肥方法最终都是无效的，可不要感到惊讶哦。我绝不是不分青红皂白地抹黑其他方法，而是针对"在胸部不下垂的情况下让小腹变扁平"的情况。遗憾的是，如果非要这样说的话，所有减肥方法的功效恐怕都会瞬间消失殆尽了。

首先，我们考虑一下减少食物摄入的减肥方法。从很早以前开始，节食减肥就是标准减肥法。确实，仅从理论上考虑的话，如果摄入的热量低于消耗的热量，人就会变瘦。即使在不做运动的情况下，如果仅仅减少吃饭的量的话，体重就会下降，对于这一个大原则，我们都很容易理解吧。

但是，世界上能有几个人可以一直坚持那样的生活呢？

对于"禁欲式"这种苦行僧一样的减肥方法，早期会很受挫折，后期也很容易迎来激烈的反弹。而且，**如果只是单纯减少食量的话，脂肪和肌肉都会消耗，从健康这个层面来看也不好。**

这就是人们一直说的一般理论。接下来，我们把焦点放在腹部思考一下。

通过减少饮食的减肥方法，小腹很久也瘦不下来。其理由很简单。虽然饮食减少，但是内脏下垂的状态没有被根本改变，脏器的物理性膨胀就不会消除。因此，小腹赘肉会持续存在。

比起减少饮食，采用改善内脏下垂的方法，更可以让小腹变扁平。

我甚至可以这样断言，这是天经地义的道理啊。

麻衣：是的。对于小腹突出来说，比起饮食的量来说，内脏下垂才是问题所在，这一点我非常理解。如果内脏下垂了，不论怎么限制饮食，都不会瘦下来。话说回来，所谓的"内脏下垂"究竟怎么做才能消除呢？

老师：内脏下垂的原因有以下三点：运动不足、姿势不良、骨盆扭曲。特别是如果治好骨盆扭曲的话，内脏下垂就会得到改善，甚至消除。

麻衣：啊，骨盆扭曲吗？

老师：是的，我们讲讲骨盆的话题吧。

好，让我们一起认真学习一下和小腹下垂息息相关的骨盆的相关知识吧。接下来，我给大家解释一下"所谓骨盆是什么骨头""男女的骨盆有什么差别""骨盆的扭曲"。

了解骨盆、治疗骨盆扭曲，是消除小腹赘肉的捷径。

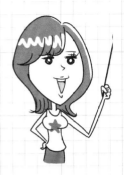

所谓的"骨盆"

究竟是什么样

的骨头?

正常的骨盆呈心形。如果骨盆扭曲后，会向前后、左右弯曲，或者过度打开。骨盆扭曲会影响到全身，造成全身的倾斜和不协调。

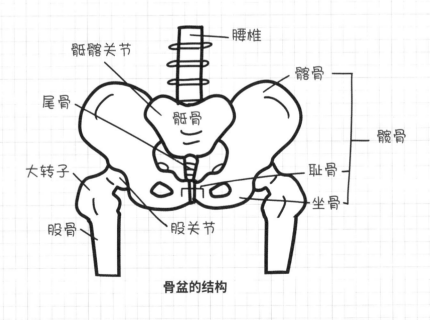

骨盆的结构

（图示标注：腰椎、骶髂关节、尾骨、大转子、股骨、骶骨、股关节、髂骨、髋骨、耻骨、坐骨）

女性的骨盆

比男性更容易变松

作为女性，因为有妊娠和分娩的可能，所以骨盆本身就比较宽，也容易打开。从另一个角度来说，女性的骨盆比男性更容易变松。

女性的骨盆

①宽度比较宽，因此腰围更容易"突出"；

②股关节的咬合较浅，因此骨盆的歪斜容易给腿部带来不好的影响；

③在生产的时候，为了形成产道，具有收纳内脏功能的骨盆腔空间很大。

骨盆①

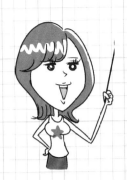

骨盆可以向
任何方向转动

　　骨盆位于身体的中心，连接上半身和下半身。骨盆的结构简单到令人吃惊，它一共由3种骨头构成（参考本书第62页），周围由肌肉和人体的力量支撑起来。因此，骨盆可以说是不稳定、容易扭曲的。

　　当然，骨盆扭曲也并不是意味着到了看一眼就可以理解的程度（为了便于理解，第65页的插图画得有一些夸张）。如果将骨盆扭曲用数值来表示的话，实际上是1mm以下，最大也就是1cm左右。这种说法听起来感觉很微不足道吧。但是，正是由于这样小小的变松，成为了很多身体发病的原因。

　　骨盆可以向四面八方扭曲。话虽如此，也不必感到过于悲观，因为骨盆不扭曲的人非常少。重要的是我们要接受骨盆容易扭曲的事实。并且，要知道骨盆扭曲的原因。

①向左右打开

臀部的形状自然会变成四角，变成O形腿的危险性也很高！

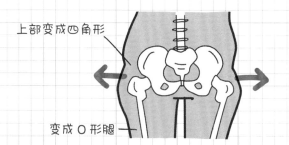

上部变成四角形

变成O形腿

②上下前后错位

会导致大腿变粗，腰部的位置也会左右不一致！

腰部最细的位置
左右不一致

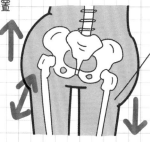

大腿变粗

③向后翻转

会导致臀部凸出、小腹凸起、驼背等不良影响！

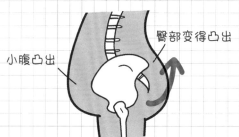

臀部变得凸出

小腹凸出

为什么

骨盆扭曲不好？

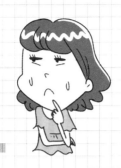

Q. 骨盆扭曲的原因是什么？

A. 日常生活中很多情况下隐藏着风险

和妊娠、分娩无关，在正常的生活中，骨盆也会扭曲。例如：

> ▶ 运动不足
> ▶ 睡眠不足
> ▶ 巨大的压力
> ▶ 坚持同一个姿势（长期站立、长期坐着）
> ▶ 鞋子尺码不合脚
> ▶ 常年吹空调
> ▶ 背负重物
> ▶ 在坚硬的柏油路上行走……

不自然的姿势和动作、给身体增加极端的重物、勉强自己，这些全部都是导致骨盆扭曲的原因！

Q. 骨盆扭曲后为什么不好?

A. 会在不知不觉中给全身带来不良影响。

　　遗憾的一点是，骨盆扭曲通过外观难以观察出来，给全身带来的不良影响也难以让人注意到。比如说"新陈代谢慢，变得易胖""沉积废物排泄不出来，积蓄在体内"以及"血液循环恶化，引起高凝状态"等。所以，不只是"骨盆扭曲导致小腹突出"这一个坏处。

Q. 骨盆扭曲后，可以自己检查出来吗?

A. 通过 3 个问题，可以轻松自查!

　　如果你很关注自己的骨盆究竟有多糟糕，请一定按照下面的方法进行自查。如果你发现自己有下列问题中的任何一项，那么就需要尽快进行改善。

　　①曾经被人纠正姿势："姿势很不好""改正驼背""挺起你的胸膛"等。

　　②曾经被人纠正走路方式："走路方式很奇怪""好好走路"等。

　　③自己感觉是 O 形腿，或者被人提醒是 O 形腿。

　　④观察鞋底，发现有特别的磨痕，或者左右不对称等。

骨盆③

肌肉训练减肥法会使上臂变粗，瑜伽会让女性特有的丰满消失！？

麻衣：谢谢老师，对于骨盆我现在非常了解啦！

老师：骨盆其实隐藏着很深的奥秘。虽然这样，但是各种各样的减肥法大多会影响骨盆，这真是很遗憾啊。

那么，接下来，我们一起看一下肌肉训练减肥法。

所谓的"肌肉训练"，是指通过锻炼肌肉的力量，可以塑造理想的身材，这一点很容易理解吧。

有些人认为肌肉过多的话会显得不好看，因此这种减肥方法对这类人不适合。蹲马步也是一样的，大腿会明显变粗。

麻衣：确实如此！

老师：超压训练和蹲马步都属于肌肉训练减肥法，这一点不用多说。但是需要我们警戒的是**"隐形的肌肉训练法"**。

麻衣：啊？"隐形的肌肉训练法"是什么呢？

老师：就是乍一看很难辨别出来是肌肉训练的减肥方法，其中具有代表性的就是健美操。所谓的健美操指导员，通常**下半身的肌肉很健壮，但很多人的胸部都是扁平的。**

麻衣：嗯，我也确实注意到了健美操指导员中健壮型的人很多。我一直以为健美操是有氧运动，没想到还有锻炼肌肉的效果。

老师：认为健美操是有氧运动并没有错，而且它是一种非常艰苦的训练。但是，我们应该知道健美操也是一项锻炼身体肌肉的训练运动。

而且请不要忘记，肌肉训练减肥法在帮助我们解决小腹问题之前，会让我们远离纤细的手脚。

麻衣：老师，顺便问一下瑜伽怎么样呢？

老师：2015 年，我曾去夏威夷学习瑜伽。在课堂上，第一次接触到的瑜伽的动作，对我而言那是一个未知而充满新鲜感的世界。在两周的时间内，每天我需要上一两节瑜伽课程。

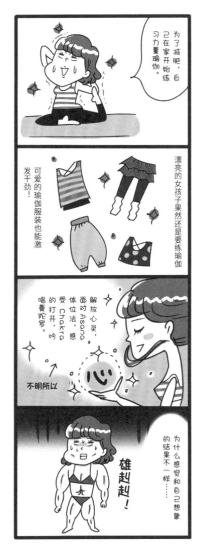

麻衣：啊，您是为了工作去的吗？

老师：不是不是，是因为私人原因去的。我想要解放自我，所以进行了挑战。通过瑜伽对身体的作用，也可以解放心灵，不是吗？我怀着这样的期待，一心一意祈祷着可以释放自我。

提起瑜伽，给人的印象很大程度上是"慢""放松"对吧。但实际上，**瑜伽给人身体相当大的负担。**瑜伽的强度并不如想象的那么低。想想训练结束之后肌肉的疼痛和疲劳感！其实仔细想来，瑜伽算是强度十足的肌肉训练运动。所以，**如果无法遇到好老师的话，肌肉就会长得很畸形，身材也会走样，女性特有的丰满也会消失。**

麻衣：原来如此！如果抱着"练习瑜伽就可以变成漂亮的女孩子"这种想法来练习的话，也是不行的吧。

我们的目标是，塑造女性特有的丰满而错落有致的身材！

老师：重要的是，我们要同时实现"胸部不下垂，小腹变扁平"的目标。"如果腹部能变瘦的话，胸部变小一点点也无所谓"，对于这样的想法一定不能妥协。

麻衣：嗯，听了老师的话，我逐渐看清了如何让小腹变扁平的道路。也就是如果准确瞄准骨盆的话，就可以在保持胸部的前提下，让小腹变扁平。这样看来，骨盆就像是开关一样啊。

老师：说得没错。**我们可以直接说仅仅考虑骨盆的事情就可以了。**骨盆位于身体的中心对吧。通过对骨盆的运动，就会对首先是内脏，然后还有容易变胖的下半身，以及容易凝固的上半身，最后是整个身体产生好的影响。

麻衣：看来针对骨盆进行运动的话，收益会很高啊。真想把这段话告诉全世界的女性们。因为大家都非常努力，被各种减肥方法激励着。然而最终却都筋疲力尽，认为减肥什么的还是算了吧，然后身体逐渐变胖了……

话虽如此，Micaco 老师能够注意到骨盆的重要性，真是厉害啊。老师是从什么时候开始关注骨盆，并开发了相关的运动呢？

老师：是在我的孩子上幼儿园的时候。当时我的丈夫有问题。

时过境迁，我可以跟大家分享，但是这种事给女性留下的阴影一直不会消失。我当时有一种预感：丈夫的出轨会导致家庭支离破碎。但是我不能抱着可爱的儿子们流落街头。我下定决心：从今以后我要做出一流的事业，自立自强。

麻衣：天哪！老师是一边做好了离婚的准备，一边度过婚姻生活的吗？

老师：是的。但是我现在认为，没有依靠和留恋丈夫，而是开发出了新的运动，真是一件幸福的事情啊。因为我帮助数千名产后的学生们实现了胸部不下垂，同时小腹变扁平。并且收获了很多的感谢。

麻衣：老师您有数千名学生，真的好厉害啊。我可以详细地听您讲解吗？

老师：当然！虽然过去了10年，但我现在依然记忆犹新。

在开发出这套方法之后，我想到了要以产后的妈妈们为中心，向众多的女性们宣传这种运动。接下来我租用了当地的一些福利设施作为教室，开始了一周几次的运营。

这套方法的特点是：无论是谁、无论在何处，只要有2平方米左右的空间就可以开始，并且很快就能做完。它的好处在于，只要坚持做了，就会产生很快的效果。学生经常对我说"老师您的运动方法性价比很高"，正是这个道理。

正是由于这一个优点被大家口耳相传，一瞬间三四百名学生们聚集在一起。那时候互联网的社交软件还没有普及，我开发的运动就以当地为中心，迅速扩张了。这件事真是相当有趣的一个经历呢。

麻衣：这恰恰证明了老师的运动方法管用嘛！

老师：我们运动的时候都穿着很轻薄的衣服对吧。实际上，在指导学生的过程中，我非常清晰地了解到学生们的身材发生了变化。而且身材开始有变化的时候，大家脸上的表情也都变得开朗起来。目光变得光彩照人，很多人的服装颜色也变得鲜亮起来。同样作为女性的我，很容易就会捕捉到这些变化。说实话，我切实感受到了"只要人的身体发生轻微的变化，人的心情和生活方式都会发生改变"这句话的意义。

每当想到自己正在见证某位学生人生中重大的转折点时，我都会被深深的感动包围。

目前，在教室跟我学习的学生人数已经达到了 1000 人以上。我还会努力培养优秀的教练员，和她们一起把这项运动发扬光大。

女性的生活会因为结婚、分娩等人生大事发生重大的转变。我经常听到这样的话，"每当想到育儿结束的时候，照顾父母的责任又开始了"。也就是说，有很多人的生活不得不适应周围人不规则的变化，自己个人的时间已经成为"奢侈品"。正因为如此，我希望大家能够掌握我的运动，因为它不受时间和地点的影响。它对我们的一生都会产生作用。

无论是谁都有可能遭遇背叛，但是为自己所做的努力不会背叛我们。即使会花费一些时间，日后它们一定也会通过各种形式表现出来，回报我们。一想到这里，努力就会变得非常快乐。从下一次开始，让我们以具体的形式一起做运动吧，一起打造女性特有的凹凸身材吧！

麻衣： 好的！拜托老师了！

第 3 章

每天 5 分钟！让小腹变扁平的运动

是否感觉到低人一头，实际上是你自己的问题。

——前美国第一夫人 安娜·埃莉诺·罗斯福

胸部不下垂，小腹变扁平的 4 个绝对条件

3 天之后，我对 Micaco 老师进行了第 3 次采访。从今天起我要开始学习运动了。Micaco 老师提前对我说了下面的话："我希望你能够意识到下列四点，这也是对前面的讲解做一个复习。"

老师：**第一，尽量不要摇晃胸部。**如果剧烈摇晃胸部的话，脂肪就会燃烧，胸部就会变小。而且，维系乳房的支撑组织十分纤细，它会伸展、断裂，因此要尽可能避免。

第二，精准对小腹发挥作用。

第三，击退内脏下垂。所谓的内脏下垂是指胃部周围的大部分脏器进入骨盆内部，使骨盆变得非常拥挤。时间一长，骨盆就会随之打开，变得扭曲。于是腰部就会越来越粗。

第四，纠正骨盆后倾。骨盆扭曲的情形中最多的情况是骨盆向后倾斜。骨盆后倾之后，大腿内侧的肌群和臀大肌等臀部肌肉就会变得僵硬，人就会渐渐地变得驼背，产生很多坏处。

第 3 章 每天 5 分钟！让小腹变扁平的运动

77

其一 不要摇晃胸部！

▶▶▶如果摇晃胸部的话，胸部的脂肪就会燃烧，从而变得干瘪。

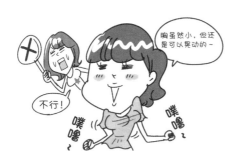

其二 精准对小腹发挥作用！

▶▶▶和其他身体部位相比，腹部开始变瘦排在最后面。正因为如此，我们需要精准对小腹发挥作用。

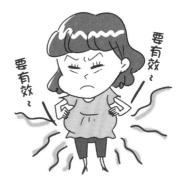

其三　击退内脏下垂！

▶▶▶如果内脏下垂的话，无论怎样减肥，小腹赘肉都无法消失！

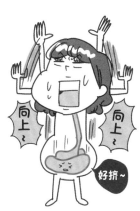

其四　纠正骨盆后倾！

▶▶▶如果骨盆后倾的话，腹部自不必说，
臀部也会变大！

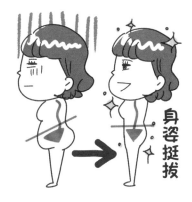

开发出将有氧运动和肌肉锻炼的优点相结合的运动方法！

麻衣: 老师，您上次提到过，您的训练方法是结合了有氧运动和肌肉锻炼法的精华。您可以详细地给我们讲一下吗？

老师: 有氧运动是一项可以提高心率并加速血液循环的运动。肌肉锻炼是一种锻炼肌肉的训练方法。这两者有着本质上的区别。而将二者的精华结合在一起，就变成了"让小腹变扁平的运动"。

迄今为止，人们普遍认为有氧运动需要坚持 20 分钟以上才有效。因为将脂肪分解为脂肪酸需要 20 分钟，而让脂肪酸排出又需要 20 分钟以上。另一方面，即使时间很短，肌肉锻炼法也可以将脂肪变成脂肪酸。但是，仅仅通过肌肉锻炼，脂肪只会分解成脂肪酸，却无法排出。如果追求高效的减肥方法，在坚持有氧运动的同时，还需要坚持肌肉锻炼。但是，在百忙之中，人们很难做到兼顾有氧运动和肌肉锻炼。

于是，我萌生出了一种想法：**如果有一项运动可以兼顾有氧运动和肌肉锻炼，并且在短时间内完成该多好**，于是就开发出了这项运动。但是，需要说明的是，在此之前，必须完全了解"胸部不下垂，小腹变扁平"的 4 个绝对条件。

麻衣: 哇！好棒！老师马上就要为我们揭晓这项运动的真面目啦！

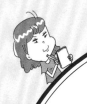

各位实践者的
记录 & 感想

Micaco 老师的学生们在经历了 4 周的习惯性训练后，都取得了显著的成果。Micaco 老师说："有很多人，骨盆周围瘦了将近 10cm！"小腹扁平的美女队伍正在壮大，在此公开其中一小部分人的数据。（本次公开征得了实践者本人的同意）

A 女士（48 岁）

体重	61.6kg → 60.6kg　减掉 1.0kg！
肚脐 5cm 上	78.5cm → 73.5cm　**减掉 5.0cm！**
骨盆周围	94.0cm → 84.0cm　**减掉 10.0cm！**

结束小腹平坦瘦身操的感言

"因为这项运动只需要 5 分钟就可以完成，所以我每天都可以坚持。对于这个结果我很吃惊。现在皮肤粗糙的状况也得到改善，身体状况感觉很好。而且我是容易腹泻的体质，但是通过这 4 周的锻炼后，腹泻的症状也几乎没有了，变得非常顺畅。"

B 女士（37 岁）

体重	56.5kg → 53.3kg　减掉 3.2kg！
肚脐 5cm 上	84.0cm → 78.0cm　**减掉 6.0cm！**
骨盆周围	94.0cm → 88.0cm　**减掉 6.0cm！**

C 女士 (31 岁)

体重	50.0 kg → 46.0kg 减掉 4.0kg！
肚脐 5cm 上	70.0cm → 65.0cm 减掉 5.0cm！
骨盆周围	88.0cm → 81.0cm 减掉 7.0cm！

D 女士 (46 岁)

体重	53.0 kg → 51.5kg 减掉 1.5kg！
肚脐 5cm 上	77.0cm → 70.5cm 减掉 6.5cm！
骨盆周围	92.0cm → 83.0cm 减掉 9.0cm！

结束小腹平坦瘦身操的感言

　　"以前我的小腹凸出，现在凹陷下去很多。可能是因为胃下垂得到改善了。马上就要参加孩子的毕业典礼，对于需要穿制服的我来说，这项运动起了很大的作用。我要把坚持做运动的习惯保持下去。"

E 女士（56 岁）

体重	46.0kg → 45.0kg　减掉 1.0kg！
肚脐 5cm 上	78.0cm → 73.0cm　减掉 4.5cm！
骨盆周围	91.5cm → 84.5cm　减掉 7.0cm！

结束小腹平坦瘦身操的感言

　　"这项运动很容易，丝毫没有感到痛苦就坚持下来了。自己收获了意想不到的成果，感到很吃惊！"

F 女士（41 岁）

体重	56.1kg → 55.0kg　减掉 1.1kg！
肚脐 5cm 上	78.0cm → 73.0cm　减掉 5.0cm！
骨盆周围	88.0cm → 88.0cm　无变化

还有这样的心声！

　　G 女士（51 岁）

　　"当我注意到深呼吸法（参照本书第 99 页）的时候，就尝试了一下。我感觉到自己找到了很适合自己的姿势。"

让
小
腹
变
扁
平
的
运
动
终
于
要
登
场
了
！

关于如何准备

▶不论哪种运动，只要有 2 平方米左右的空间，在任何地方都可以进行。

如果有瑜伽垫会更好，但是没有也无妨。

▶做运动的时候，不需要更换特殊的服装。

但是如果穿着能捆紧身体的服装，可以对骨盆等身体各部位施加额外的压力。建议选择 T 恤、吊带背心或汗衫等衣物。

▶做运动的时候，建议把大脑和身心放空。因为如果有烦恼和忧虑的话，便会无法集中精力进行运动。让我们一起享受运动的快乐吧。

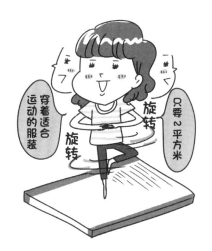

请注意！

▶结合当天的身体状况和体力，在不吃力的范围内进行锻炼！

▶避免在饭后、空腹、睡眠不足的状态下锻炼。

▶在锻炼过程中如果感到身体不适或有异样时，请立刻停止锻炼。

▶有宿疾、处于妊娠期（或有妊娠可能）的女性，请先和主治医生商量后再进行锻炼。

适合锻炼的时间是？

4 种锻炼总共需要 5 分钟。如果在早餐前可以锻炼的话，可以将体内积蓄的脂肪迅速燃烧掉，所以早餐前是非常理想的锻炼时间。如果难以做到的话，可以选择晚餐前锻炼。如果还做不到的话，就在晚餐结束 3 个小时以后进行锻炼吧。**如果在睡觉前锻炼的话，可能会难以入睡，要特别注意。**

1 用臀部步行
一共要用臀部步行 80 步……

有氧运动和肌肉锻炼法的精华

效果
- ▶ 显现腰身
- ▶ 小腹凹陷
- ▶ 手臂变细
- ▶ 矫正骨盆扭曲
- ▶ 提高心律

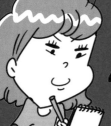

4 周时间让小腹

2 空中蹬自行车
对内脏下垂有直接的好处

有氧运动和肌肉锻炼法的精华

效果
- ▶ 改善内脏下垂
- ▶ 小腹凹陷
- ▶ 加速代谢，改善易胖体质
- ▶ 锻炼腰大肌
- ▶ 提高心律
- ▶ 消除便秘

3 深呼吸运动

"小肚子不见了，裤子需要重买"，让许多练习者兴奋得尖叫。

调整呼吸的锻炼

效果
▶ 腰部变细
▶ 小腹凹陷
▶ 让内脏保持在正确位置
▶ 刺激横膈膜
▶ 消除腰痛

凹陷的 4 种锻炼方法

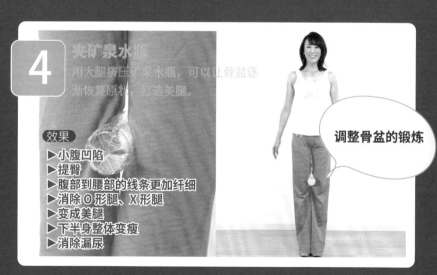

4 夹矿泉水瓶

用大腿挤压矿泉水瓶，可以让骨盆逐渐恢复原状，打造美腿。

调整骨盆的锻炼

效果
▶ 小腹凹陷
▶ 提臀
▶ 腹部到腰部的线条更加纤细
▶ 消除 O 形腿、X 形腿
▶ 变成美腿
▶ 下半身整体变瘦
▶ 消除漏尿

注：不论做任何体操，如果感到身体不适或者疼痛，请一定不要勉强自己。

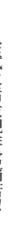

1 用臀部步行

尝试之后发现非常痛苦！刚开始可能会无法进行下去！

1. 一边摆动手臂，一边前进 20 步

将两腿伸直坐下，一边摆动手臂，一边将臀部向前移动。让抬起的一侧臀部和反方向的手肘向内侧倾斜。

2. 一边摆动手臂，一边后退 20 步

向前走 20 步之后，接下来向后走 20 步。和前进的时候一样，一边大幅摆动手臂，一边向后退。

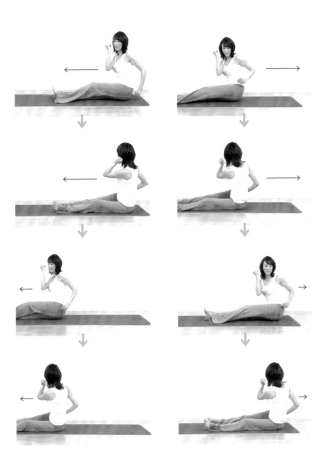

3. 一边抱着双臂，一边前进 20 步

如下图一样，抱起双臂，一边左右扭动上半身，一边前进。与摆动手臂相比，这一方法仅凭臀部的力量前进，因此负荷更重。

4. 一边抱着双臂，一边后退 20 步

向前走 20 步之后，接下来向后走 20 步。和前进的时候一样，一边扭动上半身一边后退。1 天做 1 组就可以。

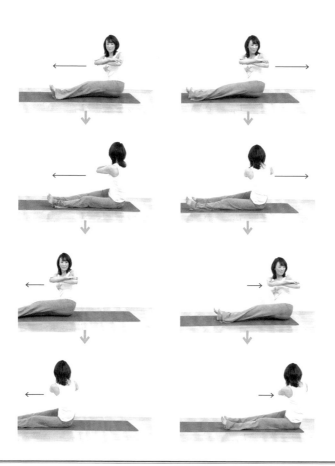

第3章

每天5分钟！让小腹变扁平的运动

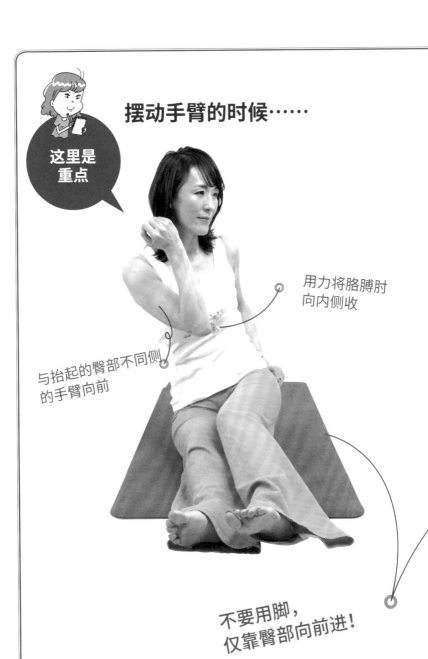

抱着双臂的时候……

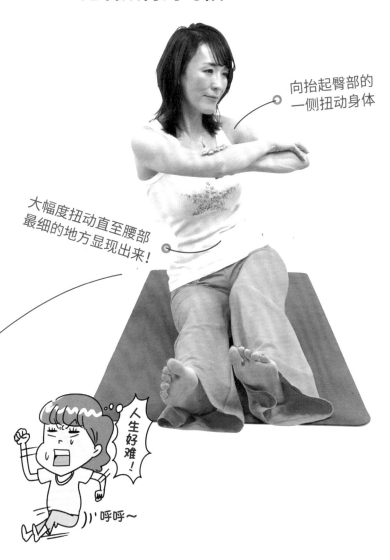

向抬起臀部的一侧扭动身体

大幅度扭动直至腰部最细的地方显现出来！

人生好难！

呼呼~

空中蹬自行车

是一项最适合让下垂的内脏恢复原位，值得多尝试的运动！

1. 仰面向上，抬起两个膝盖。

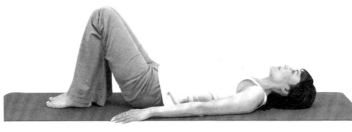

2. 用手支撑起腰部，将脚用力向上抬，小腹轻轻用力，想象自己在空中蹬自行车，将脚转动 50 次。1 天 1 组即可。

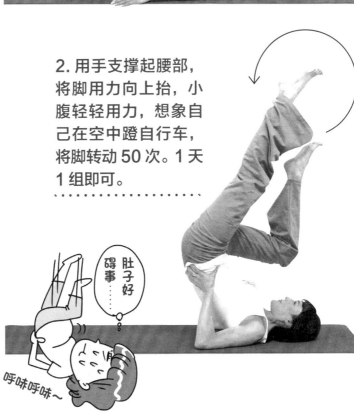

肚子好碍事……

呼哧呼哧～

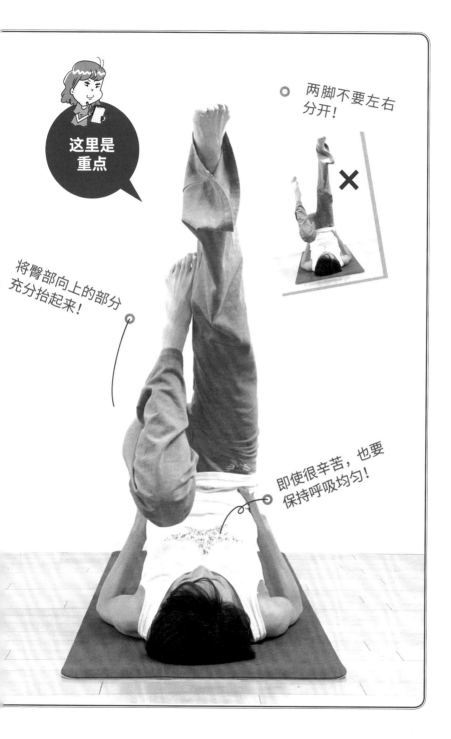

做不到的人这样做也可以！

无法将臀部和脚顺利抬起来的人，建议可以靠着墙做运动。

这和空中蹬自行车一样，也可以起到改善内脏下垂的作用。

1. 将臀部和脚底板贴着墙壁，两膝弯曲，用脚攀岩墙壁，将臀部慢慢抬起来。

2. 保持 1 的姿势，将臀部向来回相互摇摆 50 次。1 天 1 组即可。

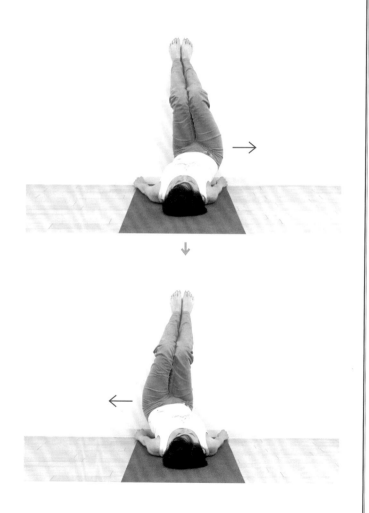

3 深呼吸

通过空中蹬自行车让内脏恢复原位后，再通过这一运动可以帮助内脏固定在正确的位置。不要小看它的作用！

1. 仰卧，将脚伸开到骨盆的宽度，将膝盖弯曲起来，放松。

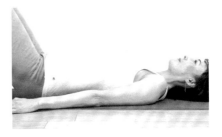

2. 用鼻子慢慢地进行深呼吸，让小腹凹陷并静止 2 秒。

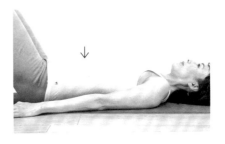

3. 小腹凹陷的同时，用嘴慢慢地大口吐气，然后让小腹凹陷后静止 5 秒。2 和 3 的动作重复做 4 组。

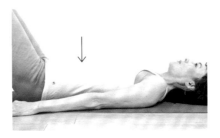

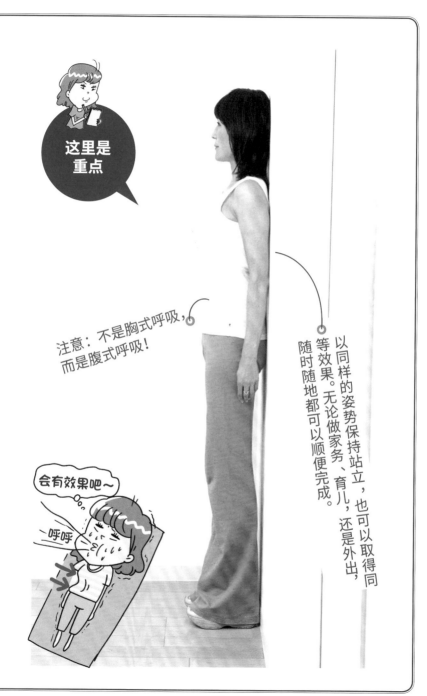

这里是重点

注意：不是胸式呼吸，而是腹式呼吸！

以同样的姿势保持站立，也可以取得同等效果。无论做家务、育儿，还是外出，随时随地都可以顺便完成。

会有效果吧～

呼呼

4 夹矿泉水瓶

一口气治好骨盆扭曲的最强运动！

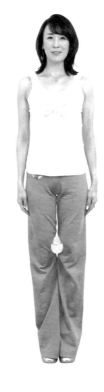

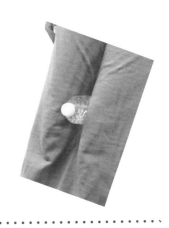

1. 脚尖并拢，脚跟、臀部、肩胛骨、后脑勺 4 点保持一线站立。 将空的矿泉水瓶（500ml 容量）加入一半左右的水，夹在两膝盖稍微偏上的位置。腹部和臀部紧紧地用力。

↓

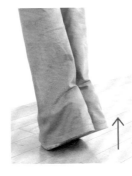

↑ 2. 脚后跟抬起放下 10 次。

3. 第 10 次抬起脚后跟的时候，保持该状态静止 10 秒。1 天 1 组即可。

对健康也有好处！

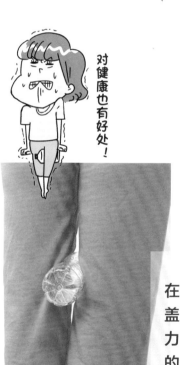

这里是重点

在抬起脚跟的瞬间，将膝盖向外侧打开，用大腿发力，好像要夹扁矿泉水瓶的后半部分一样！

除了使小腹变扁平，还能改善个人的健康状况！

麻衣：我充分明白了，通过这项让小腹变扁平的运动，可以实现小腹扁平和美腿的效果。但是，除了美容效果之外，它还有促进健康的效果吗？

老师：是这样的，它的效果太多了……比如，将这项运动当作习惯的我和指导员老师们都没有生理痛，月经的时间也很短，这一点算是我们的小骄傲。我每月月经期不到 4 天。对于不健康的人来说，持续一周以上的情况毫不奇怪，这一点对我来说真的难能可贵。

而且，**我自己到现在都感觉不到自己已经迎来了更年期。** 我和更年期特有的微热症状无缘，也没有生过病，到今年已经 50 岁了。

另外，我从许多其他学生们身上观察到，这项运动对于以下疾病和症状很有效果。

- 手脚冰冷（通过运动加快基础代谢）

- 肩酸、肩周炎（通过"用臀部步行"矫正了骨盆）

- 腰痛（通过"用臀部步行"矫正了骨盆）

- 生理痛（通过"用臀部步行"矫正了骨盆）

- 便秘（通过"用臀部步行"矫正了骨盆）

- 皮肤粗糙（因为便秘被改善）

● 自律神经失调（通过"用臀部步行"矫正了骨盆和背脊，自律神经也得到调和）

● 压力缓和（通过"用臀部步行"矫正了骨盆和背脊，自律神经也得到调和）

● 失眠（通过"用臀部步行"矫正了骨盆和背脊，自律神经也得到调和）

● 痴呆症（通过"用臀部步行"刺激大脑）

● 尿频（"夹矿泉水瓶"后，收缩骨盆底肌群）

● 漏尿（"夹矿泉水瓶"后，收缩骨盆底肌群）

● 内脏下垂得到改善（通过"空中蹬自行车"，改善胃下垂）

● 骨质疏松症（通过"用臀部步行"和"深呼吸"，刺激骨头，增加钙质）

● 疲劳（通过矫正骨盆，睡眠有所改善）

● 不孕（通过矫正骨盆，有很多实例，最年长者为 45 岁自然怀孕的女性）

● 改善和消除更年期的各种不适症状（通过"用臀部步行"矫正了骨盆）

麻衣：通过这项运动不仅可以让小腹变扁平，甚至可以迎来"无更年期的人生"？真的是羡慕不已，由衷地佩服您!

老师：我感觉到，让人们度过无更年期的人生，并不是坚持做运动的结果。当然，契机是运动。但是，我并不是想让大家一辈子都坚持运动习惯，我更希望人们将平常的姿势变得运动化。改正并改善站姿和坐姿，如果能够达到无意识水平下以正确的姿势生活的话，这些时间都会变成肌肉锻炼时间哦。

麻衣：换句话说就是"平常、习惯性的肌肉锻炼"对吧。好像是一边从事事务性工作，一边锻炼肌肉。难度好高啊! 我一次只能做一件事情啊。

老师：没关系。所谓变瘦的姿势不过是一种习惯罢了。一旦让我们的身体记住了变瘦的姿势，不好的姿势反而会变得很吃力。而且，如果可以习惯变瘦的姿势，作为一项馈赠，我们甚至还能够变成难以变胖的体质。

麻衣：通过调整姿势连体质都会发生改变。这正是生理症状变轻、更年期消失的原因啊!

使腹部变瘦的 "站姿"

■ 正确站立的优点

　　如果采用正确站姿的话，首先可以矫正全身的扭曲。其次，可以刺激背部肌肉"斜方肌"和腹部以及臀部的肌肉，也可以锻炼身体的中心（躯干）。最终，代谢加速，接近容易变瘦的体质，腹部渐渐变凹陷。

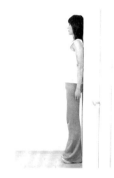

■ 腹部变瘦的正确站姿

　　1. 将背靠在房间内平整的墙壁上站立。脚尖合并。后脑勺、肩胛骨、臀部、脚后跟4点紧紧贴住墙壁（背部和墙壁中间有缝隙也无妨）。

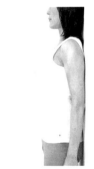

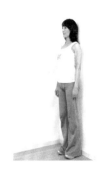

好的例子：张开胸部

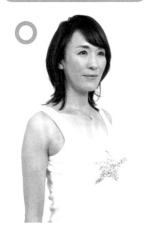

2.腹部和臀部用力收紧。

坏的例子：关闭胸部

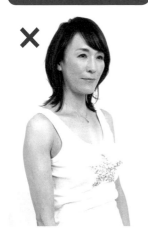

3.有意识地张开胸部（从头到胸的部分，想象着张开左右肩胛骨的话，胸部就会变得容易敞开）。越是张开胸部，胸部就会越挺立。相反地，越是驼背，胸部就会越下垂。

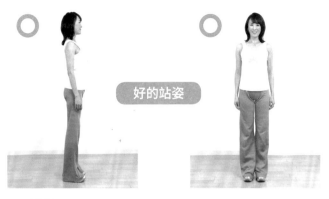

好的站姿

 向两脚的大拇指方向，有意识地向身体的内侧而非外侧用力。重心如果向身体外侧倾斜的话，就会变胖！

※ 只要坚持这个姿势 1 分钟，就会对小腹和胸部产生效果，它是不折不扣的健身操。

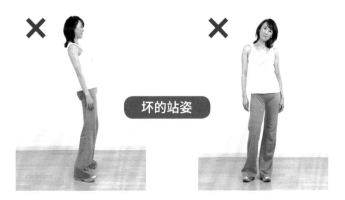

坏的站姿

■ 有一种长时间站立也不会疲劳的站姿！

骨盆整齐的情况下，重心也很准确，所以即使长时间站立也不会疲劳。如果站了1分钟就感到很疲惫的话，这是以骨盆为中心身体变扭曲的信号。

此外，虽然背靠墙壁笔直站立，但如果感觉到身体向后仰的话，说明平时的姿势向前倾。有意识地纠正自己的姿势吧。

肩胛骨合拢太紧或是不理解贴着墙壁感觉的人也要特别注意。由于办公室的工作状态导致肩胛骨变得难以打开，肩膀卷起来（肩膀向前卷的状态）的例子也毫不稀奇。要注意时刻叮咛自己将肩胛骨打开。

■ 站着喝酒的骨盆美女

一般认为欧美人的腰大肌天生发达，骨盆很结实，重心很稳，因此适合站着喝酒。也就是说，是否可以不费力地持续站立成为了判断骨盆状况的一个指标。

使腹部变瘦的 "坐姿"

■ 正确坐姿的优点

坐着的时候将上体向后倾斜，就等同于放任小腹，让自己变胖。因为这样做的话，身体的任何地方都没有负荷。骨盆也会进一步变宽，下半身的肥胖也会加剧。

不论何种坐姿，想象着使用腰大肌让骨盆立起来，腹部用力，保持上半身笔直的姿势。"腹部用力保持上半身挺直"，如果能够坚持这种正确坐姿的话，效果等同于肌肉锻炼！

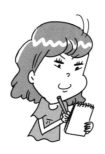

▷▶椅子

坐在椅子上的时候

充分坐在椅子上。有靠背的情况下，将臀部和背部紧紧贴在靠背上坐下来。有意识地将骨盆挺立，伸展背脊。

坐在沙发上的时候

能够让上半身保持 90 度的沙发是最理想的。如果靠背的角度大于 90 度、上半身可以肆意地向后靠的话，需要特别注意。这种情况下，身体可能会感觉很轻松，但是身体的任何地方都没有负荷，骨盆会进一步变松，腹部变瘦也不可能了。

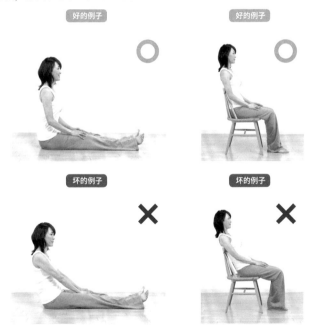

好的例子 ○　好的例子 ○

坏的例子 ✕　坏的例子 ✕

▶▶▶双手抱膝坐

如果考虑骨盆优先的话，实际上比起坐在地板上，坐在椅子和沙发上是最好的。坐在地板上的话，建议使用抱膝而坐的方式。因为这样的话，位于骨盆中心的腰椎骨挺立，所以这是最好的坐姿。不论怎样，想象着小腹变扁平，并保持骨盆挺立的状态。

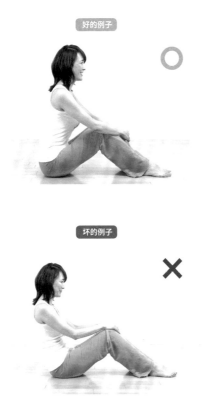

好的例子 〇

坏的例子 ✕

▶▶▶跪坐

　　跪坐的时候如果脚尖重合的话，骨盆就会打开。所以不要让脚尖重合，而让其尽量保持平行。

　　另外，如果改跪坐为随意的坐姿，将两只脚随意放在身体的一侧，侧着身子坐的话，骨盆也会变歪。同样的，如果将两只脚随意放在身体的两侧，变成"大小姐"坐姿的话，骨盆就会逐渐变宽。

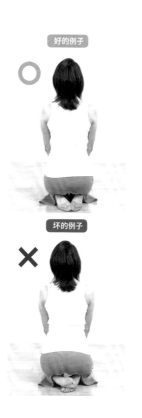

好的例子

坏的例子

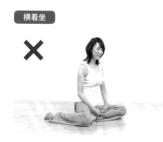

横着坐

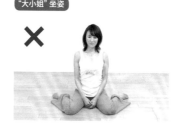

"大小姐"坐姿

建议睡觉的时候也要穿文胸！

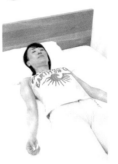

坏的睡姿

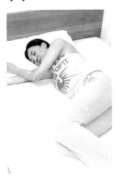

老师: 最后, 我们再讲一下睡姿, 成年人理想的睡眠时间6～8小时, 晚上10点之前入睡, 睡前3小时不进食。这样的知识是常识。但是对于腹部而言, **在睡眠过程中也要用高性能的文胸守护胸部, 仰卧是最理想的。趴着睡的话骨盆会打开。**

麻衣: 啊! 睡眠过程中戴文胸? 白天的时候只要不见人我都不会戴它的。

老师: 胸部会受到重力变得下垂呀! 我想告诉大多数女性在睡眠过程中不戴文胸的风险。为了腹部考虑的话, 仰卧是最好的。在仰卧的时候, 腹部受到重力的作用会向下, 赘肉也会逐渐消失。但是仰卧的话, 胸部的肉会流向背的一侧, 变成背部的肉。**支撑胸部的乳房悬韧带也会下垂。** 所以, 我希望大家在睡觉的时候也戴文胸。请在网上寻找高性能的夜用文胸。

麻衣: 啊, 原来如此。睡觉的时候, 也要注意重力的影响。

老师: 是的。而且, **翻身是身体矫正骨盆的一个信号。** 如果骨盆很正的话, 就没有矫正的必要, 所以也就不会翻身。这些年来, 我一次也没有翻过身。仰卧着睡着的话, 睁开眼睛还是那个姿势。

麻衣: 老师又震惊到我们了! 我在翻身后会把身体卷起来, 这样没事吧……

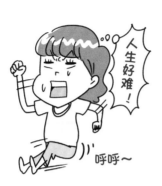

①用臀部步行

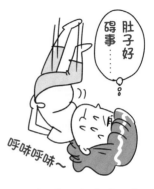

②空中蹬自行车

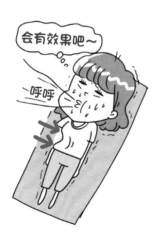

③深呼吸

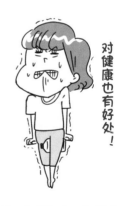

④夹矿泉水瓶

第 4 章

特制饮料 & 腹部面膜

任何人都是明星。大家都有享受荣光的权利。

——玛丽莲·梦露

因为美味、心情愉悦、好玩而变得想要坚持下去

第 3 次的采访结束后，我很快就开始进行小腹变瘦的运动。过了 1 周后，迎来了对 Micaco 老师的第 4 次采访。老师温柔地问我："有什么不明白的地方吗？"

麻衣：实际上，在运动之后，我感觉到自己平时真的不怎么运动身体啊。想做空中蹬自行车的时候，只会将上半身反过来，感觉呼吸非常费劲……

老师：因为那个姿势和倒立是一样的。但是过几天就会习惯吧？

麻衣：是的，从大概第 4 天开始，呼吸也变得不那么急促了！

另外，我还有一个问题，我实践了您之前教授的姿势，坐在椅子上的时候，跷二郎腿好吗？跷二郎腿的女性有很多呢。我的母亲 60 多岁了，她也说跷二郎腿很舒服。我看到之后感到很不安。

老师：跷二郎腿实际上是身体在无意识的状态下，试图矫正骨盆。所以，有种观点认为积极跷二郎腿很好。

但是，我还是建议通过运动从根本上进行骨盆矫正。

麻衣：那将来的话，我要和母亲一起做运动。让母亲不再跷二郎腿。在 Micaco 老师的书里，这个信息也一定要记录上吧。

老师：谢谢。要传递给更多的女性呢。今天我也有迫不及待跟大家分享的东西。

我要教大家一个让小腹变扁平的"秘密武器"。很简单，**因为美味、心情愉悦、好玩而变得想要坚持下去。**

麻衣：啊，因为美味、心情愉悦、好玩？这么顺口的三连拍，应该早点交给我们嘛！

老师：抱歉。之前为了教大家做运动，完全忘记了。早餐喝掺水的饮料、交替使用两种面膜，还有一种用刷子的美容方法。在家里几分钟就可以做好哦。

麻衣：饮料、面膜、刷子！这是适合所有女性的美容习惯啊！在家几分钟就可以完成，可以称之为小习惯啊！

老师：是的！正因为是小习惯，所以很方便。

坚持小习惯的过程中，小腹自然就会变瘦。

在心理学的世界中，有一种"小步骤法则"的思维方式，**也就是正因为有远大的目标，所以要从小行动一点点积累起来。**越是兴致勃勃地认为"因为目标很远大，所以必须抽出大量的时间，尽最大的努力"反而越会取得相反的效果。

麻衣：原来如此。老师对心理学也很有研究呀。您那么忙，真厉害！

老师：我一直在学习心理学。那么，接下来我们一起看一下实际的制作方法吧。首先，从可以代替早餐的饮料开始。为了减肥而制作费劲的早餐什么的可以放弃啦！

麻衣：太好啦，简易饮料！请快点教我们吧！

每天代替早餐，可以让小腹变扁平的

"超级·扁平饮料"

■ 效果

可以尝试一点甜酒，其中富含大脑能量之源的"葡萄糖"，因此，可以让大脑在早上有效地发挥作用！甜酒也可以发酵食用，可以达到改善肠道环境的效果，从而改善、消除便秘！

也可以尝试促进脂肪燃烧的椰子油，**它具有可以期待的减肥效果！**

还可以尝试富含女性健康成分的豆奶，它其中含有丰富的蛋白质、氨基酸等营养成分，**其中的"大豆蛋白""皂角苷"等可以让我们远离肥胖！**

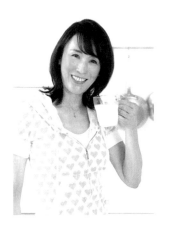

■材料（1人份）

豆奶

选择不添加糖分、无调味的豆奶……60ml

甜酒

避免选择保质期很短的大容量"浓缩型"甜酒，可选择一次就可以喝完的"不兑水类型""无酒精类型"的产品……120ml

椰子油

"特级初榨椰子油"最为理想……1汤匙

※ 如果喜欢甜味，豆奶和甜酒各添加100ml也可以！

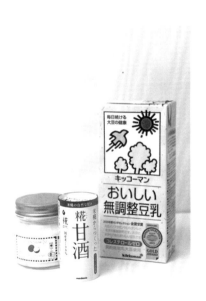

■ 制作方法

① 把甜酒倒入杯中。

② 加入豆奶。

③ 加入椰子油，用汤匙搅拌几下，使其充分混合后，就完成了。

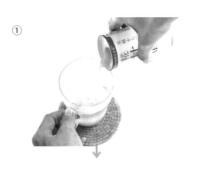

①

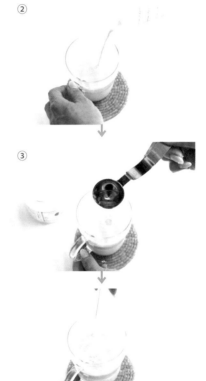

②

③

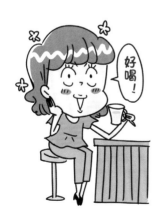

好喝！

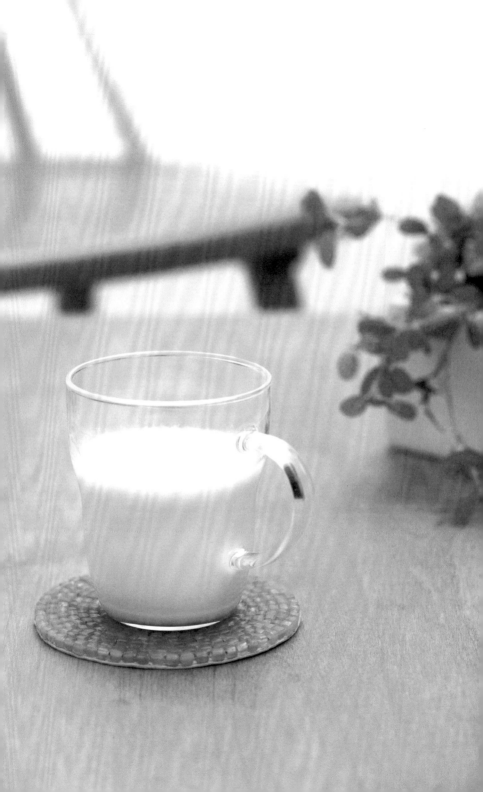

■ 保存方法

椰子油根据气温变化会凝固。将做好的饮料一次性喝完是最好的。

■ 饮用方法

每天代替早餐食用一份是最好的。因为这种饮品喝起来有一定的饱腹感，所以到了中午也不会感觉到饿。

■ 注意事项

不要选用添加糖分的"调制豆奶"，而要选择无添加成分的豆奶。（考虑到添加了蛋白质粉末，Micaco 老师通常选用有机豆奶。）

有些人会在摄取了椰子油之后，肚子的状况会变差。如果 1 大汤匙会感到不适的话，可以减少到 1 小汤匙或根据自身情况酌量增减。

气温变低之后，椰子油会凝固。需要用汤匙等刮取并经常搅拌。可以将瓶子放在热水中烫化。或者将装有椰子油固体的容器放在微波炉中加热，即可溶化（使用微波炉适用的玻璃）。

有诸如高胆固醇血症之类的血脂代谢异常的人，在进行中链脂肪酸（如椰子油类的油）的摄取时需要注意。在养成喝饮料的习惯之前，请咨询主治医师。

将做好的饮料放在微波炉中加热后，暖暖地喝下去也很好。

一周只需涂 2 次，腹部就可以变瘦的

"碳酸气泡腹部面膜"

■ 效果

将小苏打（碳酸氢钠）和柠檬酸混合后，会产生二氧化碳。二氧化碳渗透到毛细血管后可以扩张血管，使血液循环得到改善，细胞活性化，新陈代谢加速。最终，使得腹部变瘦。通过运动引起瘦身，**腹部的赘肉会变得更紧实。**

碳酸气体的泡泡容易吸附蛋白质，可以去除皮脂等毛孔的污垢。最终，**毛孔会收缩变小！**

在剥脱效果很好的小苏打的作用下，**可以去除多余的角质！**

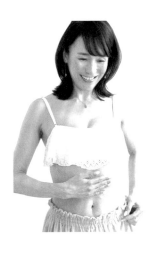

■材料（1人份）

小苏打……7 汤匙

橄榄油……1 汤匙

水……3 汤匙

蜂蜜……1 汤匙

柠檬酸……2 次共 4 汤匙

（在敷面膜之前加入，1 次 2 汤匙）

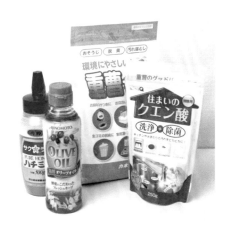

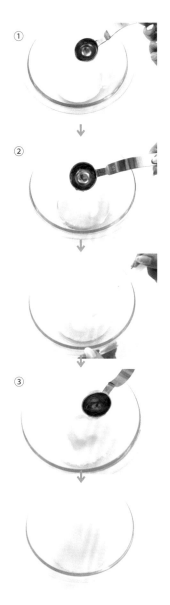

■ 制作方法

①在小苏打中加入橄榄油，混合。

②加水，慢慢搅拌。

③加入蜂蜜，进一步搅拌后完成！

※ 在敷面膜之前，加入柠檬酸。

■ 保存方法

放入带盖的玻璃瓶中，避免高温多湿的环境，常温保存。

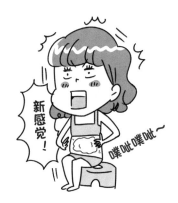

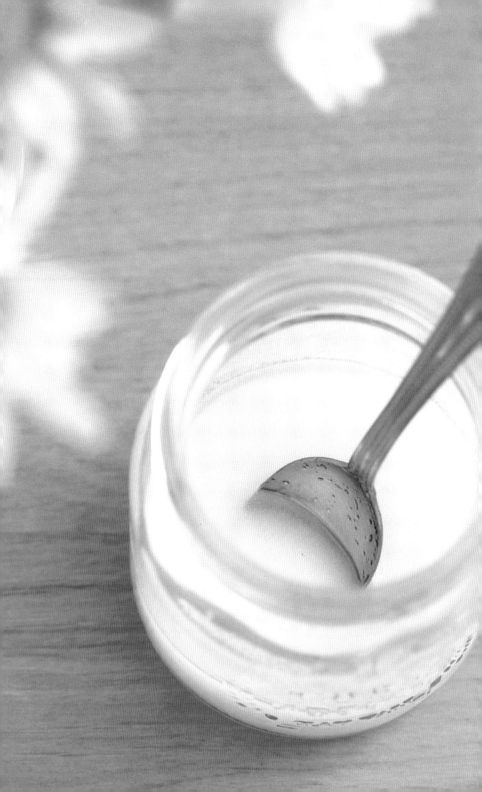

■ 使用方法

① 在浴室将腹部露出来，做好敷面膜的准备。

② 将做好的面膜制剂拿出大约一半，加入 2 大汤匙的柠檬酸。小苏打和柠檬酸通过化学反应后产生碳酸气体，开始产生"噗呲噗呲"的声音。

③ 快速涂在腹部形成面膜，从左右两侧的侧腹开始，朝向肚脐（内侧）挤压腹部的肉，按压面膜，仔细揉搓腹部的肉。

④ 将涂好的面膜静置 5 分钟（期间，可以到浴室外做家务，或者在浴室内同时涂抹护发素等，可以有效利用时间）。

⑤ 面膜结束之后，冲洗干净后再开始洗浴。

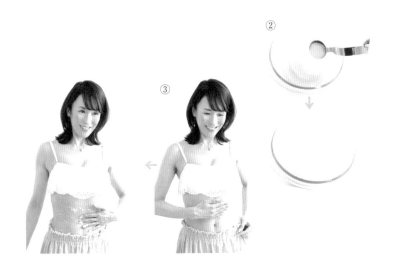

■ 注意事项

面膜一周用 2 次（和接下来介绍的"去角质面膜"错开，选择不同的日子）。

选择小苏打的时候，避免使用工业制品，而要选择可食用制品和医用制品。对于皮肤敏感的人来说，与其选择医用，不如选择食用更好。

因为柠檬酸是酸性的，注意不要和氯化物洗剂以及碱性洗剂混合（会产生有毒的氯气）。

注意不要吸入小苏打和柠檬酸粉末（可能会损伤呼吸器官，引发哮喘）。任何一种物质进入眼睛后都会感到刺激。所以进入眼睛的话要立即用水冲洗，为了以防万一，应该去医院看眼科。

为了最大限度发挥二氧化碳的功效，在加入柠檬酸后，要立即使用。

掉在浴室地板上的面膜制剂如果放任不管的话，会吸收水分使人容易滑倒，所以使用之后应立即冲入排水口。

面膜制剂可以直接排入水管（通过小苏打和柠檬酸的反应，可以消除排水管的堵塞物）。

敷完后多余的面膜可以用在腹部之外的地方。但是，在中和使用后，如果产生发疹、发红、瘙痒、刺激感的话，要终止使用，接受皮肤科专科医生的诊断。

一周 1 ～ 2 次，仅仅涂抹腹部就会变得光滑的

去角质腹部面膜

■效果

盐可以提高发汗作用，加快新陈代谢，使基础代谢上升，促进血液循环，让腹部变瘦！

由于盐的"渗透压"效果，体内多余的水分会被排出体外，使腹部变紧实！

天然盐含有的矿物质可以溶解坚硬的角质（角质溶解作用），促进皮肤的新陈代谢，打造美肌！

橄榄油和蜂蜜可以使去除角质后的肌肤强力保湿，防止干燥带来的皮肤松弛。

■ 材料（2个月的分量）

盐……1kg

橄榄油……150ml

蜂蜜……30ml

※ 盐要选择未精制无添加、富含矿物质的天然盐。

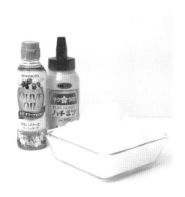

■ 制作方法

①将橄榄油分3次加入盐中，慢慢搅拌。

②将蜂蜜转动倒入，进一步混合完成！（1次做完，可以保存大约2个月的时间）

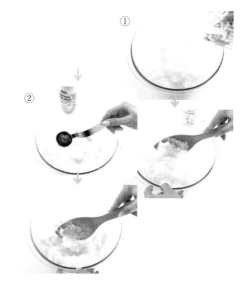

■ 保存方法

放入带盖的玻璃瓶中，避免高温多湿的环境，常温保存。

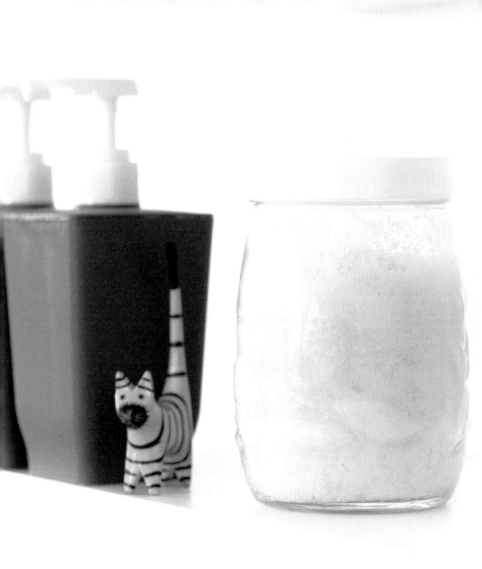

■ 使用方法

①在浴室将腹部露出来，做好敷面膜的准备。

②抓一把面膜制剂（2 大汤匙）涂抹在腹部，仔细抹匀。以肚脐为中心画圈，揉搓面膜制剂 20 ～ 30 秒。

③按摩结束后，冲洗后进入浴缸。

※ 或者进入浴缸之后冲洗也可以。面膜制剂可以当成沐浴剂使用。

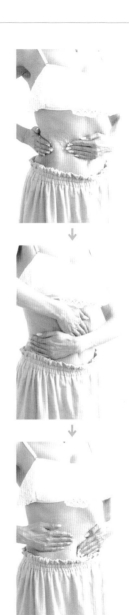

■ 注意事项

面膜一周用 2 次（和前面介绍的"碳酸气泡腹部面膜"错开使用，选择不同的日子）。

将材料一次性混合做好后，每次少量使用。

小心不要溅到眼睛。万一进入眼睛的话，不要揉搓，而要用水冲洗，以防万一，要去看眼科。

皮肤上有伤口的话，需暂停使用。如果盐进入伤口部分的话，可能会引发炎症。

敷完之后多余的面膜可以用在手足等身体部位，但是避免在脸（容易看见的地方）上使用（因为有变红的可能）。

使用后，如果产生发疹、发红、瘙痒、刺激感的话，可以减弱按摩的力度。

几天之后出现异常的话，需要找皮肤科的专科医生就诊。

掉在浴室地板上的面膜制剂如果放任不管的话，会吸收水分使人容易滑倒，所以使用之后应立即冲入排水口。

面膜制剂可以直接排入水管。

如果把面膜当作入浴剂使用的话，余下的热水不要洗脸和头发。

当作入浴剂使用的话，浴缸的底部会变得容易滑倒，入浴时请千万注意。

请避免和其他入浴剂并用。

请摘掉贵金属后入浴。

余下的热水不能洗衣服。

使用过的热水，请在当天内排净。

如果是全自动热水器的话，请在仔细阅读说明书后使用。

不要在 24 小时保温的循环热水浴缸中使用（因为可能会伤害浴缸）。

不要重复烧洗澡水。

如果在加热式浴缸内使用，可能导致加热器内部生锈等故障。如果不慎二次加热，请用清水冲洗加热器及滤网。

特制饮料 & 腹部面膜

每天使用腹部会更光滑的

白马毛刷

■效果

当小腹变瘦的"小腹变瘦期"结束之后，剩下的"腹部的皮肤"可以变得紧实。

外界带来的刺激使血液循环得到改善，细胞活性化，加速新陈代谢，腹部变得容易瘦下来。

通过毛刷，可以去除多余的角质，打造美肌！

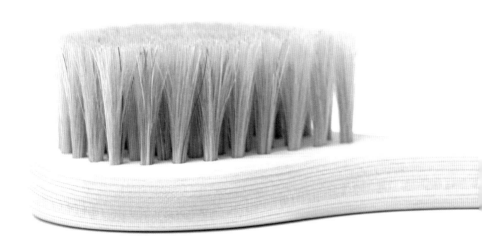

■ 需准备的东西

白马毛刷

通过网购容易入手，价格为十几元左右。在所有动物的毛中，马毛以发端纤细柔软而著称。并且，在马毛中，相比黑马毛，白马毛更加柔软。

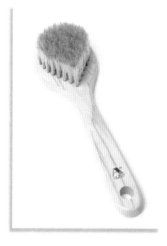

■ 保管方法

在通风良好的地方悬挂起来保管。

■ 使用方法

① 在洗澡之前进行（敷面膜之前）。在有镜子的明亮的地方露出腹部（也可以选择角质即使飘落四处也没关系的地方）。

② 用白马毛刷，刷小腹 1 分钟。前 30 秒，有意识地想象"打造细腰"，从左右两侧开始，向肚脐（中间）刷。后 30 秒，抱着"赘肉啊，向上走吧"的心情，从下往上刷。

■ 注意事项

建议每天都刷。

为了有效地让角质掉下来，建议选择很干的刷子，即"干刷子"是最好的。刷子要和洗身体的物品区分开，经常保持干燥状态。

使用后，出现发疹、发红、瘙痒、刺激感时，需要降低毛刷的强度。

如果你要出镜减肥节目

老师：怎么样？今天回去之后购买材料，从明天早上开始，请开始尝试"超级·扁平饮料"吧。

坚持的秘诀，全在于"置办材料"！

关于"椰子油""甜酒""豆奶"，经常会出现在女性杂志上，人气很高，在一些健康食品商店可以买到。除此之外，越来越多的普通商店中也可以买到。在自己经常活动的区域，提前确认好便于购物的地方。因为这些东西比较重，也可以通过网络一次性购置。

麻衣：我在很小的药店也看到过小苏打和柠檬酸。大概是受到"自然清洁热潮"的影响吧。其他的比如食盐、橄榄油、蜂蜜等也能轻易地买到吧。

好想快点尝试做腹部面膜啊！但是，老师，在敷面膜的时候，难道一定要一边照镜子一边涂抹吗？

老师：如果没有镜子的话，很难做吧。而且"必须看镜子"这种强制力，也可以促进面膜发挥作用。对于本人来说，这可能是很痛苦的一件事情，因为不得不面对现实。但是，**不注意腹部的人，实际上是在忽视自己的腹部。**

麻衣：嗯，如果不想看腹部的话，视线确实就会很容易转移。通过衣服遮挡起来，即使洗澡，也会一直看向与小腹相反的方向。清洗腹部的时候，都是用手摸索着洗，哈哈。

老师：视线不看向腹部的人，用手轻轻抚摸腹部的概率也几乎为零吧？因为他们在内心深处，甚至会认为"对我来说，根本不存在小腹赘肉！"

但是，很遗憾的是，这样一来，身心就无法形成和谐的关系。**通过**

使用腹部面膜，切实认识到自己腹部的现状，才能珍爱自己的腹部。首先应该从这里开始。

麻衣：哇！老师这么一说，我变得讨厌做腹部面膜了。不是嫌费事，而是面对腹部的话，对我的精神是一种摧残啊！

老师：为了让小腹变扁平，首先小腹的"可视化"很重要。为此，腹部面膜是非常好的哦！白马的毛刷，也会让心情变好哦。温柔英俊的白马王子会来救我的！因为可以享受各种各样的幻想，所以就会乐此不疲地坚持下去。即使这样仍然很痛苦的话，那就需要尝试着对小腹的认识进行 180 度的转变吧。

"现在的我有很多小腹赘肉。正因为如此，我才能够迎来戏剧性的变身！"

可以像这样享受乐趣吗？想象着自己要作为减肥挑战者，参加电视节目前后的变化。录影棚里非常热闹，并且可以给观众们带来感动和勇气的，都是取得"戏剧性变化"的人吧。当然，变身成功后，最开心的不是别人，而是自己。

麻衣：确实是的。也就是说，现在我的腹部"隐藏着可以发生戏剧性变化的可能，是有希望的潜力股"，它"成长空间很大"。这样想的话，会感到非常激动！

老师：是的！不妨一边抱着"要在录影棚里公开亮相，展示减肥后的身材"的想法，一边进行下去。

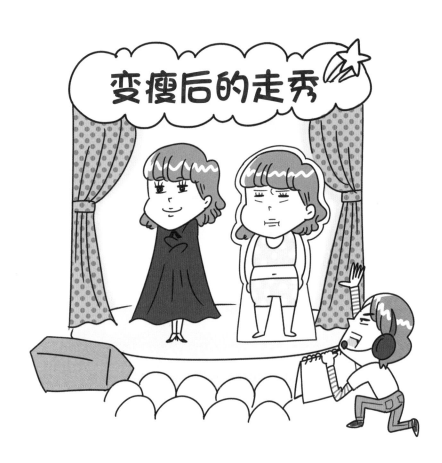

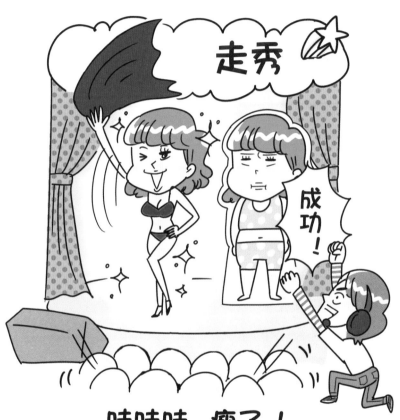

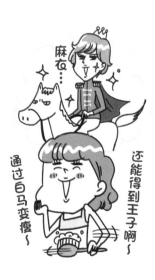

第 5 章

坚持减肥的『心』的秘诀

所谓美丽，是由内散发出来的，流露在眼睛里的东西，而不仅仅是外表。

——索菲亚·罗兰

珍惜自己

2 周后。我一边想着"今天是最后一次采访了吧",一边走进了 *Micaco* 老师的教室。无论如何我最想知道的问题是关于"轻松将减肥进行到底的心境"。如果是老师的话,一定知道答案吧。

麻衣: 在家里结束了 3 周的锻炼,活动完身体之后,心情渐渐变好了,腹部面膜也敷得非常开心。用白马毛刷后,看着脱落的角质漫天飞舞,非常有趣。我现在每天都在坚持。

之前,老师不是说过"为了拥有自信而减肥"的话么。因此,我感觉可以接受自己,并能够直面自己的腹部。拥有自信真的很重要啊。

老师: 是的。实际上,我自己以前是一个非常没有自信的人,所以我感触颇深。

麻衣: 哎,老师看起来一点都不像是没有自信啊……老师这么漂亮如果都没有自信的话,那什么样的女性还敢有自信啊!

老师: 不,其实真的是这样的。因为我的成长环境有点特殊。我从小时候开始,就没有被母亲表扬的记忆。

麻衣: 被您母亲吗?哎,是怎么一回事呢?

老师: 虽然自己这样说有点奇怪,我小时候成绩和运动都很好,在学校里就是大家常说的"优等生"。但是,越来越被人指出不足之处,即使努力也得不到认可。

麻衣: 那样很痛苦吧……

老师： 小时候，我一周所有的时间都用在业余学习上了。母亲将自己没有实现的梦想全都寄托在我的身上。3岁开始就让我学钢琴，每天哭哭啼啼地练习一小时钢琴，到现在都让我记忆犹新。

结果，没有一件事情如母亲的预想一样实现……

幼年时期母亲就是一切，不论我拿出什么样的结果，从来没有得到过她的认可。我最终变成了对自己没有自信的人。

麻衣： 是那样的啊……老师，您的父亲是怎样的人呢？

老师： 我的父亲几乎不在家，是一个不怎么回家的人。差一点我的父母就离婚了。

麻衣： 对于这样的家人，老师没有反抗过吗？

老师： 当然，我一直想逃离自己的家。我想着"早日离开家，自己独立"。这一点甚至成为我努力工作的原动力。

最近，我开始注意到"自己和家人的关系相处得并不好"。到了现在这个年纪，我开始关注自己幼年时期的旧伤，并且正在治愈自己。

麻衣： 要怎么做，才能治愈那么深的伤痕呢？

老师： 我认为自己珍惜自己是最重要的。因此，关注自己的身体是非常有效的。无论从体形方面，还是健康方面，如果引导自我要保持"这样的状态"的话，自己会变得很可爱，就会想要**珍惜自己**。这样的话，自信也会涌现出来。

麻衣： 这番话好深刻啊。Micaco老师意识到自己小时候受到的心灵伤害，尝试自己关照自己的心灵。我还天真地认为老师是天之骄子，家庭幸福……

对于喜欢的事情，不要忍耐

老师：麻衣小姐，我们初次见面的时候，你把我称为"美容精英"对吧。你这样说我很开心，但其实我没有那么厉害。我既没有铁一般的意志力，也不是天生就擅长忍耐，更不是为了减肥而活的。真要说的话，我可能比一般人地内心更加脆弱。但是通过积累经验，以及按照自己的节奏坚持练习，我最终达成了自己的目标。

麻衣：哎，可是老师看起来很擅长忍耐，看起来就是很禁欲的人。

老师：我一点都不会禁欲啊。其实我可是个酒鬼哦。也不是什么不好意思的事，每天我可以喝半瓶红酒。在外面和朋友喝酒的时候，一个人可以喝一整瓶，甚至还会加上龙舌兰。不过我没有喝到过失忆或者闹出过笑话啦。重要的是"为什么想要喝酒"。既有喜欢喝酒的原因，也因为喝酒可以稍微减少压力，例如想到家人和未来的事情……所以我会允许自己借酒消愁。

我有时候想要暴饮暴食。有时候也会为了消解压力，为了专心于美食而奔走。即使在减肥中，无论如何也不要抑制内心的欲望。

麻衣：确实。如果停止享受的话，压力好像会变得更大。

老师：我认为迄今为止，很多减肥方法对于身心的限制太多了。因此，减肥本身也增加了很多新的压力。但是，我希望坚持我的运动方法的女性们，能够尽可能减轻压力。如果不这样做的话，就不能长期坚持下去。

将理想的身体曲线刻画在意识里

老师：减肥绝对需要一个"干劲开关"。

这个开关因人而异。例如恋爱也是基本的干劲开关的一种。但是，除此之外，还有很多其他种类。

比较容易理解的开关有"确立外出和活动计划"，

"三个月后要穿着漂亮的礼服，参加朋友的婚礼"，

"夏天要穿着比基尼，和男朋友一起去海边"，

"变漂亮后参加同学聚会，和 10 年未见的同学再次相聚"……

如果有这样的计划的话，就可以愉快地做运动。"因为外出而情绪高涨"的人，如果计划很多的话，就会更容易变瘦吧。

为了健康决定"变瘦"，也是一个很好的开关。如果看了主治医生给的"脂肪很多的内脏照片"的话，应该也会变得想要运动起来。

关键是自己的干劲开关要自己去寻找。有的朋友会拜托我"帮忙找一下坚持减肥的动机"，但我会鼓励他们，"请你自己找吧！"

麻衣：原来如此。自己的开关必须自己寻找啊……

老师：然后，如果想要达成目标的话，将"潜在意识"作为自己的朋友，就可以顺利进行。

所谓"潜在意识"，指的是自己无法清晰认识到的意识。与之相对的，自己通常可以意识到的是"显性意识"。

麻衣：哎，也就是说意识是双重的吗？

老师：是的。弗洛伊德和荣格等著名的心理学家们，就曾关注了意识的双重性。内心只会沿着显性意识认定的方向前进。如果显性意识表明"我也可以变瘦！"潜在意识也会从大脑接收这一信息，改变行动，容易得到结果。**所以说"坚信我一定会变瘦"的想法非常重要。**

麻衣：如果无论如何都无法坚定信念该怎么办？

老师：可以将拥有自己理想体形的女性照片贴在墙上，购买自己变瘦之后想穿的衣服，把它们挂在眼睛可以看到的地方。**通过视觉，将信息输入大脑，如果能够将愿望刻在潜意识里的话，达到目标的准确率就会大幅提升。所以，不要将变瘦之后想穿的衣服收拾起来。**

麻衣：嗯，原来是这样啊！我经常将买到的衣服当宝贝一样收拾起来。可能是我天生穷命吧，总是小心翼翼……以后，我要把买到的衣服挂在办公室。

这样一来，工作也会有干劲了！

长达 4 周的项目，最终也只剩下 1 周的时间了。我会一边享受一边加油！如果能得到一个好的结果就太好了。正好现在，我也有很想穿的衣服呢。

老师：好的，我等着你的好消息哦！千万不要过度限制饮食，忍耐自己喜欢的事情，要愉快地度过啊。

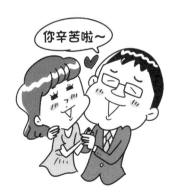

你辛苦啦～

4 周的运动项目结束了

项目结束之后，我充满了成就感。自己也曾这样认真朝着目标坚持奋斗过吧。在意的数字也在努力之后展现出来了。而且，外表也发生了显著的变化。

我决定去逛街，将之前自己看上的连衣裙作为奖励买给自己。为了慎重起见，我在试穿的时候发现，和 1 个月之前试穿时相比，腹部周围的轮廓完全不一样了！"只要小腹变瘦了，穿什么都合身"，这次我深刻地领悟到了这句话的含义。我一边细细体味着告别小腹隆起带来的喜悦，一边拿着连衣裙走向收银台。

真的只是通过小小的决心和行动，身体就可以变化。能够明白到这一点，是 MiCaco 老师赠予我的最大的礼物。

第二天早上，我穿着刚刚买到的连衣裙，坐在办公室的电脑前面，给 Micaco 老师发邮件。

在连衣裙的腰部，我系上了配套的腰带。对我来说，已经 10 年左右没有碰过腰带了。说起来有点过分，至今为止，我一直以腹部很困扰为由，将配套的腰带随意放在各处。但是现在，我变得想要系上腰带了。

我要把老师教给我的理念，传递给更多的女性。

"Micaco 老师，感谢您多次接受我的采访。接下来，我要总结原稿，等到夏天，让编好的书能够摆放在书店里。"

我正在电脑面前打字，准备上班的丈夫突然出现在我旁边。

"这 4 周的时间，辛苦啦！"

他对我这样说道，并温柔地抱着我的肩膀。

后记

有人对我说过这样的话：

"对于 Micaco 老师来说，无论如何是不会产生自卑感的吧？您皮肤总是那么光滑，又漂亮，又苗条……"

虽然这样的话听起来让我心情很愉快，但绝对没有那样的事。

最后我来谈一谈，困扰我的两件自卑的事情。

第一件自卑的事情是，从学生时代到 20 岁为止"身高的自卑"。我因为身高太高而非常讨厌自己，并且讨厌到了极致。为了不让自己那么显眼，我不停地克制自己，不知不觉姿势变得很不好，甚至被别人指出"快改掉你的驼背"。然后不知什么时候开始，自己就连行动都变得很消极。

曾经那样痛苦的我可以这样断言：

因为微不足道的自卑感，我浪费了很多的时间和机会！

"自卑会剥夺女性的笑脸，让她变得不幸"是事实。

如果能从根本上断绝掉自卑的原因，是最理想的。话虽如此，可从根本上解决对身高的关注，正常情况下是不可能的。

至于我自己究竟是怎样做才告别自卑的呢，契机是成为礼仪小姐的一份兼职。

只要穿上指定的化妆服，个子高一点的女性就可以获得大约 2 倍的报酬。

指定的化妆服是面向身高较高的欧美人的体形设计的，非常可爱。

而且，兼职公司的同事很开心地说："因为个子高的女性太少，所

154

以真的很困扰我们。"

只因为身高占优报酬就可以翻倍!

不光是钱的原因,遇到高个子才撑得起来的衣服,以及可以让厂商开心的原因,使我的心态逐渐转变。

"或许,高个子对于我可能未必是坏事。"

能够这样想之后,我的笑脸变多了,并开始享受装扮,外出与人见面的机会也开始增加了。

相比以前,也生活得更加积极。

第二件自卑的事情也是本书的题目中所提到的"小腹自卑"。

我经历过两次生育,产后被折磨得很痛苦。不论是谁,产后小腹变凸出都是理所当然的。但是……

一旦想到"扁平的小腹,不能再次恢复",我的心情就很低落,神情变得很忧郁。现在想来,由于小腹变胖,我可能得了产后忧郁症。但是,通过自己开发出来的运动,让我克服了"小腹自卑"。

最终,我感受到了小腹变扁平后的喜悦!

所以,在抚养孩子的同时,我能够按照自己的节奏,享受育儿生活。正是由于克服了小腹肥胖的自卑之后,给我带来了自信。之后,我又克服了两度离婚的痛苦经历,和儿子们微笑着享受生活。我终于懂得,**"克服自卑"的这种"成功经验",可以赋予我们自信,帮助我们从根本上改变人生。**

这不仅仅是让"负分"的心情恢复到零点,更是因为我们额外获得了巨大的自信,相信如果我来做的话就能做到。打个比方来说的话,自我肯定感从负面情绪的领域一下子增加到了 100 分。

如果你现在对自己的小腹比较在意的话，请趁着还没有像我这样虚掷许多光阴、自信、笑容之前，尽早消除小腹赘肉吧。

只要认真面对自己的身体，好好呵护她，就可以远离将来可能会遭遇的各种的疾病。一起和心爱的人一起，共同度过更多美好的时光吧。

于 2017 年 春风和煦的 5 月

体形艺术家 Micaco

图书在版编目（CIP）数据

胸部不下垂　小腹变扁平 ／（日）Micaco著 ；关婷
译． -- 南京 ：江苏凤凰文艺出版社，2019.1
　　ISBN 978-7-5594-2718-2

　　Ⅰ．①胸… Ⅱ．①M… ②关… Ⅲ．①减肥－基本知识
Ⅳ．①R161

中国版本图书馆CIP数据核字(2018)第183972号

书　　　　名	胸部不下垂　小腹变扁平
著　　　　者	［日］Micaco
译　　　　者	关　婷
责 任 编 辑	孙金荣
特 约 编 辑	孙　闻
项 目 策 划	凤凰空间/孙　闻
封 面 设 计	张僅宜
内 文 设 计	张僅宜
出 版 发 行	江苏凤凰文艺出版社
出 版 社 地 址	南京市中央路165号，邮编：210009
出 版 社 网 址	http://www.jswenyi.com
印　　　　刷	北京博海升彩色印刷有限公司
开　　　　本	889毫米×1194毫米　1／32
印　　　　张	5
字　　　　数	50千字
版　　　　次	2019年1月第1版　2019年1月第1次印刷
标 准 书 号	ISBN 978-7-5594-2718-2
定　　　　价	49.80元

（江苏凤凰文艺版图书凡印刷、装订错误可随时向承印厂调换）